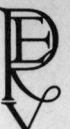

Zu diesem Buch

In diesem Buch erfahren junge Eltern eine Menge über ihr Baby: was es essen muß und soll und was nicht, warum, wann und wie lange man stillen sollte, wie und wann Beikost und Flaschenmilch angesagt sind, wie man sich bei auftretenden Allergien verhalten kann, wie es mit dem Flüssigkeitshaushalt des Säuglings bestellt sein sollte und welche alternativen Ernährungsformen empfehlenswert sind. Außerdem gibt es viele Tips zu den alltäglichen kleinen Ernährungsfragen und leckere Rezepte für Babys Gaumenfreuden.

Beate Daas/Britta Ludwig

Was mein Baby essen soll

**Gesunde Ernährung
für Säuglinge und Kleinkinder**

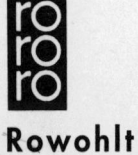

Rowohlt

rororo – Mit Kindern leben
Lektorat Bernd Gottwald

Originalausgabe
Veröffentlicht im Rowohlt Taschenbuch Verlag GmbH,
Reinbek bei Hamburg, Juli 1994
Copyright © 1994 by Rowohlt Taschenbuch Verlag GmbH,
Reinbek bei Hamburg
Alle Rechte vorbehalten
Umschlaggestaltung Peter Wippermann/Jurgen Kaffer
(Foto Ali Khandriche)
Fotos Ali Khandriche
Grafiken Waldemar Sulewski
Satz Sabon PostScript Linotype Library, PM 5.0
Langosch Grafik + DTP, Esgrus
Druck und Bindung Clausen & Bosse, Leck
Printed in Germany
1290-ISBN 3 499 19592 5

Inhalt

Vorwort

Als Eltern und Kinderärzte haben wir hinsichtlich einer gesunden Ernährung für unsere Säuglinge und Kleinkinder eine hohe Verantwortung. Ebenso wie bei vielen anderen Verhaltensmustern, so werden auch beim Essen und Trinken Grundlagen für späteres (Fehl-)Verhalten bereits im frühen Kindesalter gelegt. Im Laufe der letzten Jahrzehnte hat sich der Schwerpunkt in der Arbeit des Kinderarztes deutlich verlagert: Standen früher die Folgen von Mangelernährung im Vordergrund, so sehen wir heute ganz überwiegend Folgen des Wohlstands und des Überflusses. Die bewußte Auswahl und Begrenzung tritt auch beim Essen – ähnlich wie in anderen Lebensbereichen – als das zentrale Problem unserer Generation zutage: Je mehr verschiedene, als notwendig suggerierte Nahrungsbestandteile, desto mehr gesundheitliche Probleme, die schon den Säugling in kinderärztliche Behandlung führen. Das Spektrum reicht vom einfachen Wundsein nach Genuß von (unnötigen) Vielfruchtzubereitungen bis zur schweren, mit Neurodermitis und Asthma bronchiale einhergehenden Nahrungsmittelallergie. Neben den «Zivilisationskrankheiten» am Bewegungsapparat und am Herz-Kreislauf-System, die oft eine Folge rein mengenmäßig falscher Ernährung – auch schon des Säuglings – sind, spielen die mit der Ernährung zusammenhängenden Krankheiten an Haut und Atemwegen bereits eine große Rolle, zumal sie oft viel unmittelbarer bereits im Säuglings- und Kleinkindalter zu Symptomen führen.

Die verantwortungsvolle Auswahl und Begrenzung des Essens setzt frühzeitige, wissenschaftlich fundierte und weder von ideologischen noch von wirtschaftlichen Interessen gesteuerte Information der Eltern voraus. Vor den überquellenden Regalen, wo die meisten Eltern das Notwendige und Sinnvolle für ihr Kind aussuchen, ist es für differenzierte Information meist zu spät. Die gutgemeinten, wenn auch aus heutiger Sicht nicht immer nachvollziehbaren Ratschläge der eigenen Mütter oder Großmütter werden von modernen, emanzipierten Eltern nur selten befolgt. Uns Kinderärzten fehlt in der Praxis oft genug die notwendige Zeit, um alle Ernährungsfragen umfassend, individuell, verständlich und vor allem rechtzeitig genug mit den Eltern zu erörtern. Gerade im Bereich der Ernährung erscheint die im Ansatz bereits erkennbare, im Alltag jedoch schwer zu realisierende Umorientierung von der kurativen zur präventiven Medizin einleuchtend und unbedingt erforderlich.

Im vorliegenden Elternratgeber verbindet sich umfassende eigene Elternerfahrung der Autorinnen mit fachlicher Kompetenz; das Buch bietet eine Fülle von Informationen, Anregungen und Hilfen für uns alle, die wir «mit Kindern leben».

Klaus-Jochen Gunßer
Kinderarzt

Einführung

Wie haben es zwei Mütter trotz jeweils zwei kleiner Kinder geschafft, ein solches Buch zu schreiben?

Das haben unsere Freunde uns immer wieder gefragt. Wenn wir jetzt zurückblicken, müssen wir gestehen, daß es wirklich nicht immer einfach gewesen ist.

Es fing an mit der Idee, unseren Beruf als Ernährungswissenschaftlerinnen mit unserem Mutterdasein verknüpfen zu wollen. Als wir uns intensiv mit der Ernährung unserer Säuglinge auseinandergesetzt hatten, merkten wir bald, daß es nur wenig wirklich gute Literatur zu diesem Thema gab. Dazu kam, daß eines unserer Kinder an Neurodermitis erkrankte und auf bestimmte Lebensmittel allergisch reagierte. Wir mußten feststellen, daß die allgemeinen Ernährungsbücher nur sehr dürftig auf diese wichtigen Themen eingehen und die üblichen Rezepte nur auf gesunde Kinder ausgerichtet sind. Das war der Grund für uns, ein Ernährungsbuch für Säuglinge zu verfassen, welches nicht nur für Eltern gesunder, sondern auch für Eltern allergiegefährdeter bzw. -kranker Kinder ein kompetenter Ratgeber ist. Anfangs machte es gar nicht soviel Mühe, als wir uns einmal wöchentlich zum «Arbeitsfrühstück» mit unseren zwei kleinen «Krabblern» Jascha und Janis trafen. Doch als wir dann einen Herausgeber für unser Vorhaben fanden, wurde die Sache ernst und der Termindruck kam hinzu.

Aus den zwei kleinen Krabblern wurden sehr schnell zwei große «Raufer», die uns kaum noch in Ruhe arbeiten ließen. Bald wurden unsere Familien erst mit Aaron und dann mit Alica bereichert, die nun natürlich auch volle Aufmerksamkeit verlangten. Mit den beiden jüngeren Kindern machten wir aber auch ganz andere Erfahrungen, was natürlich mit in das Buch einfließen sollte. Zudem waren die beiden zwei willkommene Verkoster bei unserer Rezeptentwicklung.

Wir haben deshalb nicht *trotz,* sondern *wegen* unserer Kinder ein Säuglingsernährungsbuch geschrieben. Auch wenn sie es uns nicht immer leicht dabei gemacht haben (Texte verfassen und diskutieren im Geschrei von vier Kindern, dabei immer wieder aufpassend, daß Janis den kleinen Aaron nicht schon wieder haut, Rezeptentwicklung zwischen zwei Stillmahlzeiten, Manuskripterstellung am Computer gegen Ende eines ausgefüllten, anstrengenden Mutter-Tages ...).

Trotz allem haben wir beim Schreiben dieses Buches sehr viel Freude gehabt und dadurch auch sehr viel Zufriedenheit gefunden, besonders neben dem alltäglichen Kinderallerlei.

Durchgehalten haben wir, weil wir uns gegenseitig immer wieder motiviert haben. Aber ohne die Unterstützung und den Zuspruch unserer Ehemänner hätten wir es nicht geschafft. Nicht zu vergessen unsere Familien, die zeitweise unsere Kinder betreut haben, damit wir ruhiger zusammenarbeiten konnten. Wir danken hierfür besonders Oma und Opa Thölle. Aber auch für die Hilfe unserer kritischen Manuskriptleser möchten wir uns an dieser Stelle bedanken. Unser besonderer Dank geht dabei an den Kinderarzt Klaus-Jochen Gunßer, der uns in medizinischen Fragen beraten hat, sowie an die Ärztin für Naturheilverfahren Dr. Enja-Christiane Seemann und an den Toxikologen Dr. Hermann Kruse.

Ernährung in der Schwangerschaft – Essen für zwei?

Sicherlich ist Ihnen nicht neu, daß die alte Regel, «für zwei» in der Schwangerschaft zu essen, längst überholt ist. Es sei denn, Sie wollen unbedingt zunehmen. Im Durchschnitt nimmt eine Schwangere 10–15 kg zu. Doch lassen Sie sich bei der Vorsorgeuntersuchung von Ihrem Arzt nicht verrückt machen, wenn die Waage mehr anzeigt. Solange die sonstigen Untersuchungsergebnisse in Ordnung sind und Sie nicht schon vor der Schwangerschaft Übergewicht hatten, sind ein paar Pfunde zuviel nicht tragisch. Halten Sie sich an folgende Tips und tragen Sie die zusätzlichen Pfunde selbstbewußt mit sich herum!

In den ersten Wochen der Schwangerschaft benötigt die werdende Mutter kaum mehr Kalorien für die Steigerung der Stoffwechselleistung. In den ersten drei Monaten sind es gerade mal 100 Kalorien zusätzlich, also 2300 statt 2200 Kalorien, die pro Tag zugeführt werden, im 4.–6. Schwangerschaftsmonat täglich nur ca. 300 Kalorien mehr und in den letzten drei Monaten, bedingt durch das dann sehr intensive Wachstum des Fötus, brauchen Sie täglich 400–600 Kalorien mehr an Energie. Viel wichtiger als die Menge der Nahrung ist die richtige Zusammensetzung, denn der Nährstoffbedarf ist im Vergleich zum Energiebedarf etwa zwei- bis dreimal so hoch. Um das Baby optimal zu versorgen, braucht die Schwangere jetzt vor allem mehr Eiweiß, Kalzium, Eisen, Folsäure, Phosphor, Magnesium, Vitamine und Jod.

Kalzium ist besonders wichtig für den Knochenaufbau des Kindes. Da Milch und Milchprodukte die Hauptkalziumträger sind, ist bei strengen Vegetariern, die außer Fleisch auch Milch und Milchprodukte ablehnen, die Kalziumzufuhr immer unzureichend. In diesem Fall muß evtl. eine medikamentöse Zufuhr durch den Arzt vorgenommen werden.

Achten Sie auch unbedingt auf die *konsequente Folsäurezufuhr.* Ein Mangel an Folsäure kann zu Blutarmut, Früh- oder Fehlgeburten und zu einer frühzeitigen Ablösung der Plazenta führen. Auch die Gefahr einer Spina bifida (offener Rücken) steigt. Der normale Bedarf an Folsäure liegt bei 0,4 mg pro Tag und ist in der Schwangerschaft etwa doppelt so hoch. In der Stillzeit liegt er bei 0,6 mg pro Tag. Besonders reich an Folsäure sind Früchte und Gemüse, vor allem Spinat, Bohnen, Tomaten und Fenchel, Brot und Vollkornerzeugnisse, Orangensaft, Nüsse, Eier, Fleisch und Fisch. Folsäure ist jedoch licht- und hitzeempfindlich. Sie wird durch Kochen fast vollständig zerstört. Da sich die Risiken eines Folsäuremangels bereits in den ersten Schwangerschaftsmonaten bemerkbar machen, sollten Sie bei bestehendem Kinderwunsch bereits vor der Schwangerschaft auf eine ausreichende Folsäurezufuhr achten.

Zur Deckung des außergewöhnlich hohen Bedarfs an den o. g. Nährstoffen können Sie sich bei der Gestaltung Ihres Speiseplans an folgende Faustregel halten:

Täglich:	500 g Milch/Milchprodukte
	bis zu 500 g Obst
	250 g rohes oder nur kurz gegartes Gemüse
Wöchentlich:	2–3 Eier
	1mal Fisch
	2–3mal Fleisch.

Wenn Sie außerdem regelmäßig Vollkornprodukte wie Naturreis, Hirse, Vollkornnudeln, Müsli und Vollkornbrot sowie Kartoffeln essen, bekommt Ihr Körper, was er braucht.

Fett und raffinierte Kohlenhydrate sollten Sie nur in Maßen verzehren, um den in dieser Zeit empfindlichen Stoffwechsel nicht zu stark zu belasten. Beschränken Sie sich auf magere Fleisch- und Fischsorten, meiden Sie Vollfettkäse, fettreiche Wurstwaren, Schokolade und gehen Sie sparsam mit Ölen und Streichfetten um. Zuviel Süßes kann möglicherweise zu Glukoseausscheidungen im Urin führen.

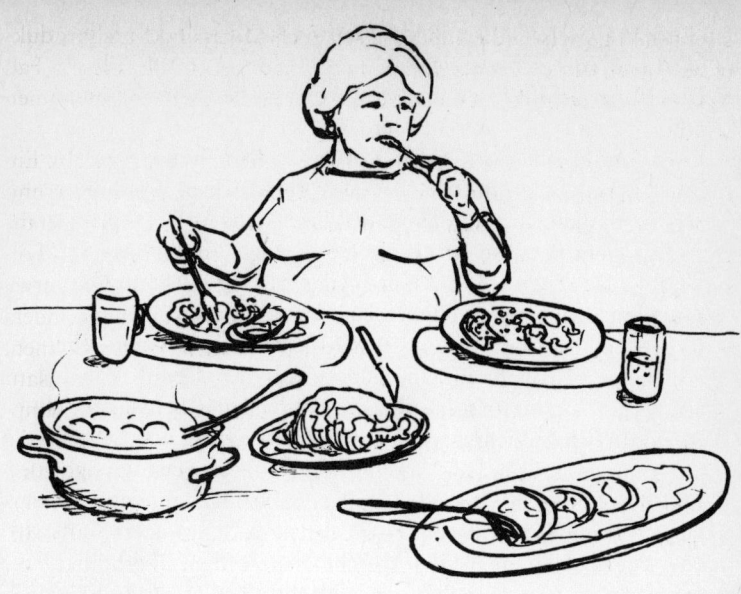

Die *Flüssigkeitszufuhr* sollte täglich mindestens 1,5 l betragen. Geeignet sind Mineralwässer (die für die Zubereitung von Babykost geeignet sind) sowie schwach gesüßte Kräuter- und Früchtetees. Kaffee und schwarzer Tee sollten nur in Maßen (2 bis max. 3 Tassen pro Tag) genossen werden. Zum einen regt das darin enthaltene Koffein Ihr Baby an. Zum anderen behindern die Gerbsäuren speziell im Tee die Eisenaufnahme. Deshalb nach den Mahlzeiten mit dem Tee zwei Stunden warten.

Zusätzliche Eisenpräparate – ja oder nein?

Ein Thema ist immer wieder die Eisenversorgung der Schwangeren. Für die Entwicklung und Sauerstoffversorgung des Babys ist der Eisengehalt im Blut der Mutter so wichtig, daß dessen Bestimmung zu jeder Vorsorgeuntersuchung gehört. Um ein Absinken des Eisengehaltes in kritische Bereiche und damit die Einnahme von verdauungsbehindernden Eisenpräparaten zu vermeiden, sollten Sie versuchen, *nachfolgende hilfreiche Tips zu beherzigen:*

→ Der Mineralstoff Eisen steckt sowohl in tierischen als auch in pflanzlichen Lebensmitteln. Der Unterschied bei der Aufnahme ist: Eisen aus Fleisch ist für den Körper leichter verwertbar als aus pflanzlichen Lebensmitteln. Bei einer fleischarmen Kost unterstützen Sie deshalb die Aufnahme des Eisens aus Vollkornprodukten und grünem Gemüse durch die gleichzeitige Aufnahme von Vitamin C. Das geht z. B. mit einem Glas frisch gepreßtem Orangensaft zu den Mahlzeiten oder einem Nachtisch aus Früchten.

→ In den üblichen Empfehlungen wird leider immer noch Leber als geeigneter Eisenlieferant angegeben. Auf den Genuß von Leber sämtlicher Tierarten sollte jedoch während der Schwangerschaft grundsätzlich verzichtet werden. Häufiger Verzehr von Leber kann aufgrund des sehr hohen Vitamin-A-Gehaltes zu Schädigungen des Embryos führen. Im Einzelfall kann sogar beim einmaligen Verzehr einer Portion Leber, besonders in der 5.–9. Schwangerschaftswoche, eine Schädigung nicht ausgeschlossen werden. Überhöhter Vitamin-A-Gehalt in der Leber von Schlachttieren kann durch vitaminierte Futtermittel und Tierarzneimittel entstehen.

Solange Sie schwanger sind, streichen Sie am besten sämtliche Innereien von Ihrem Speisezettel. In Innereien sind häufig Umweltschadstoffe und Rückstände gespeichert, die zu einer unnötigen Belastung des Fötus führen können.

Bauen Sie lieber regelmäßig Frischkornmüsli in Ihren Speiseplan ein. Es ist ein ebenso guter Eisenlieferant und zudem ballaststoffreich.

Rezept-   2 EL Fünf- oder Sechskornschrot
vorschlag: (über Nacht in der doppelten Menge Wasser im Kühlschrank einweichen lassen)
           1 Kiwi, Mandarine oder anderes saisonales Obst
           1 EL Sonnenblumenkerne oder Sesam
           Naturjoghurt oder Milch nach Wunsch
           1 TL Honig.

Tip: Wenn Sie keine eigene Getreidemühle besitzen, können Sie Ihr Getreide im Reformhaus oder Bioladen nach Bedarf frisch schroten lassen.

→ Trinken Sie außerdem rote Säfte z. B. aus roten Trauben, Zinnkrauttee oder Kräuterblut aus dem Reformhaus.

→ Sollten Sie trotzdem um die Einnahme von Eisenpräparaten nach Ansicht Ihres behandelnden Arztes nicht herumkommen, dann achten Sie darauf, die Kapseln oder Tabletten auf keinen Fall mit Milch oder schwarzem Tee einzunehmen. Die Ausnutzung des Eisens wird sowohl durch das Kalzium der Milch als auch die Inhaltsstoffe des Tees stark behindert.

Manche Lebensmittel meiden

Essen Sie auf keinen Fall rohes oder nicht richtig durchgegartes Fleisch wie z. B. Mett, Beefhack, Carpaccio u. ä. Die darin möglicherweise enthaltenen *Toxoplasmoseerreger* können beim heranwachsenden Kind zu schweren gesundheitlichen Schäden bzw. Totgeburten führen. Ebenfalls sollten Sie nach der Zubereitung von Fleisch Ihre Hände gründlich waschen, damit die Erreger nicht auf diesem Weg in den Körper gelangen. Obst und Gemüse müssen sehr sorgfältig gewaschen werden, da sich Toxoplasmoseerreger ebenfalls darauf befinden können. Da die Parasiten auch über Katzen übertragen werden können, sollten Sie die Reinigung des Katzenklos jemandem anderen überlassen. Falls das nicht möglich ist, tragen Sie Gummihandschuhe bei der Reinigung.

Ähnliches wie für rohes Fleisch gilt für *Rohmilch* und die daraus hergestellten Weichkäsesorten. Rohmilch kann mit *Listerien,* einer Bakterienart, verunreinigt sein, durch die das Baby beispielsweise eine Lungenentzündung erleiden könnte.

Rote Karte für Alkohol und Zigaretten

Alkohol in der Schwangerschaft ist nach wie vor ein strittiges Thema. Die Meinungen gehen hier wirklich stark auseinander. Es ist jedoch nachgewiesen, daß Alkoholgenuß in der Schwangerschaft mittlerweile die häufigste Ursache für angeborene Mißbildungen und Hirnschädigungen bei Kindern ist. Während der Entwicklung im Mutterleib reagiert das reifende Gehirn des Ungeborenen weitaus empfindlicher auf die Einwirkungen des Alkohols als das Gehirn eines Erwachsenen. Da der Organismus des Ungeborenen noch nicht über Enzyme zum Abbau des Alkohols verfügt, ist das Ungeborene annähernd der gleichen Alkoholkonzentration wie die werdende Mutter ausgesetzt. Nach den neuesten Erkenntnissen ist sicher, daß nicht nur hohe Mengen Alkohol für das Baby schädlich sind. Schon kleine Mengen können zu Hirnleistungsstörungen führen, die sich später z. B. mit mangelnder Intelligenz bemerkbar machen. Man sollte deshalb das «Schlückchen in Ehren» während der Schwangerschaft meiden. In den ersten vier Schwangerschaftsmonaten, in denen sämtliche Organe gebildet werden, sollte Alkohol absolut tabu sein.

Wenn Sie *rauchen,* raucht Ihr Baby mit. Nach einer einzigen Zigarette beschleunigt sich der Herzschlag des Babys, und die Sauerstoff- und Nährstoffversorgung wird verringert. Dadurch kann es zu Untergewicht beim Neugeborenen oder gar zu Fehl- und Frühgeburten kommen. Auch ständiges Mitrauchen bekommt dem werdenden Leben nicht. Sind Sie starke Raucherin, besprechen Sie am besten mit Ihrem Arzt, in welcher Weise Sie Ihren Zigarettenkonsum drosseln können. Abruptes Aufhören kann wegen der Entzugserscheinungen Ihrem Baby eher schaden. Wenn Sie Nachwuchs planen, sollten Sie am besten vor der Schwangerschaft das Rauchen einstellen.

Die kleinen Wehwehchen

In den letzten Schwangerschaftsmonaten, in denen das Baby häufig noch sehr hoch liegt und auf den Magen drückt, sollten die Mahlzeiten kleiner ausfallen, dafür sollte aber häufiger gegessen werden. Der Schließmuskel zwischen Speiseröhre und Mageneingang wird nachgiebiger, so daß außer Völlegefühl auch saures Aufstoßen und *Sodbrennen* die werdende Mutter belasten können. Zur Erleichterung können Sie folgendes versuchen: Kauen Sie langsam ein paar Nüsse oder Mandeln oder 2–3 Scheiben trockenes Knäckebrot bzw. Zwieback, und trinken Sie schlückchenweise Mineralwasser oder Milch dazu. Als hilfreich erweist sich auch ein Getränk aus einem Eßlöffel Heilerde, aufgelöst in einem Glas Wasser oder gesüßtem Kamillentee. Meiden Sie Zucker, Süßungsmittel, essigsaure und stark gewürzte Speisen. Auch Bohnenkaffee, Fruchtsäfte und -tees, Hülsenfrüchte und Zwiebeln gelten als sogenannte Säurewecker und sollten deshalb bei den o. g. Beschwerden ebenfalls gemieden werden. Es ist ratsam, entspannt und sitzend zu essen, aber sich nach dem Essen keinesfalls hinzulegen, um den Rückfluß von Magensäure zu vermeiden.

Viele Frauen klagen über *Verstopfung* in der Schwangerschaft. Schuld daran ist das Hormon Progesteron. Es sorgt dafür, daß die Muskeln der Gebärmutter ruhiggestellt werden, damit es nicht zu frühzeitigen Wehen kommt. Gleichzeitig wird aber die Darmmotorik herabgesetzt, was zu Verstopfung führen kann. Viel Bewegung, wie z. B. ausgedehnte Spaziergänge an frischer Luft, regen die Verdauung wieder an. Sorgen Sie aber auch für eine ausgewogene ballaststoffreiche Ernährung. Ballaststoffe wie Müsli, getrocknete Früchte, rohes Gemüse und frisches Obst (vor allem Äpfel und Weintrauben) sind gleichzeitig gehaltvolle und gesunde Knabbereien für zwischendurch und regen die Darmtätigkeit an. Quellstoffe wie Agar-Agar und Milchzucker helfen ebenfalls bei Verdauungsproblemen. Nehmen Sie keine Abführmittel, da sie möglicherweise Wehen auslösen und den Darm noch träger werden lassen. Häufig führen sie auch zu starken Kaliumverlusten, die das Herz stark belasten.

Falls Sie besonders unter starken *Blähungen* leiden, essen Sie weniger oder gar keine Hülsenfrüchte und rohen Zwiebeln.

Bei starkem *Erbrechen* sprechen Sie unbedingt mit Ihrem behandelnden Arzt. Die hormonelle Umstellung im Körper kann besonders in den ersten drei Schwangerschaftsmonaten zu verstärkter Übelkeit und Erbrechen führen. Flüssigkeits- und Mineralstoffverluste sind die Folge. Gegen Erbrechen schafft häufig ein Leber-Galle-Tee aus der Apotheke Abhilfe.

Bei leichterer *Übelkeit* hilft das Weglassen bestimmter Nahrungsmittel. Knabbern Sie Knäckebrot oder Zwieback am Morgen und trinken Sie noch vor dem Aufstehen Sauer- oder Buttermilch. Leichte Gemüsebrühe und Kräutertees sind ideal für zwischendurch.

Wasser in Armen und Beinen

Durch die Umstellung im Hormonhaushalt neigen Schwangere zur verstärkten Einbindung von Wasser ins Gewebe, was zu Ödemen und schlimmstenfalls zur Gestose (Schwangerschaftsvergiftung) führen kann. Auch normales Kochsalz enthält Natrium, das die Wassereinlagerung zusätzlich begünstigt. Nehmen Sie deshalb sowenig Salz wie möglich zu sich (5–6 g/Tag). Essen Sie vermehrt frische Lebensmittel und würzen Sie Ihre Speisen statt mit Salz reichlich mit frischen Kräutern. Verzichten Sie auf sehr natriumreiche Fertiggerichte. Viel Salz enthalten Wurst- und Käsewaren, Salzheringe sowie Salzgebäck und gepökelte Lebensmittel.

Bei starker Wassereinlagerung in Füßen oder Händen können Sie nach Absprache mit Ihrem Arzt einen *Reistag* einlegen. Von manchen Ärzten wird der Reistag allerdings abgelehnt, da er zu einer starken Belastung des Stoffwechsels führen und es nach kurzer Zeit erneut zu einer Wassereinlagerung in den Gliedern kommen könnte.

So sieht ein Reistag aus:

Kochen Sie am Vortag 200 g Naturreis mit 1/2 l Wasser auf und lassen Sie ihn bei kleiner Hitze 20–30 Minuten ausquellen.
Zum Frühstück reiben Sie einen Apfel und mischen ihn mit 1/4 der Reismenge.
Mittags kochen Sie 200 g beliebiges Gemüse und richten es mit der Hälfte der ursprünglichen Reismenge und frischen Kräutern an.
Abends gibt es den restlichen Reis mit 100 g Tomaten und frischen Kräutern.
Zwischendurch erlaubt sind frische Früchte, Getränke ohne Zucker und Milch. Am besten geeignet sind Kräuter- oder Früchtetees.

Als entwässernd gelten ebenfalls Tees oder Elixiere aus Birken- oder Brennesselblättern (erhältlich im Reformhaus oder Bioladen). Ernähren Sie sich möglichst eiweißreich, z. B. mit viel Magerquark, Hühnerfleisch und Fisch.

Heißhungerattacken – ganz normal

Viele Frauen verspüren kurz vor dem errechneten Geburtstermin Lust auf hochkalorische Speisen wie Sahne, Eiscreme, Schokolade, Nudelgerichte u. ä. Der Körper der Frau stellt sich damit auf die bevorstehende kräftezehrende Entbindung ein. Während der Geburt, die bei Erstgebärenden durchaus 12–18 Stunden dauern kann, wird in der Regel keine Nahrung aufgenommen.

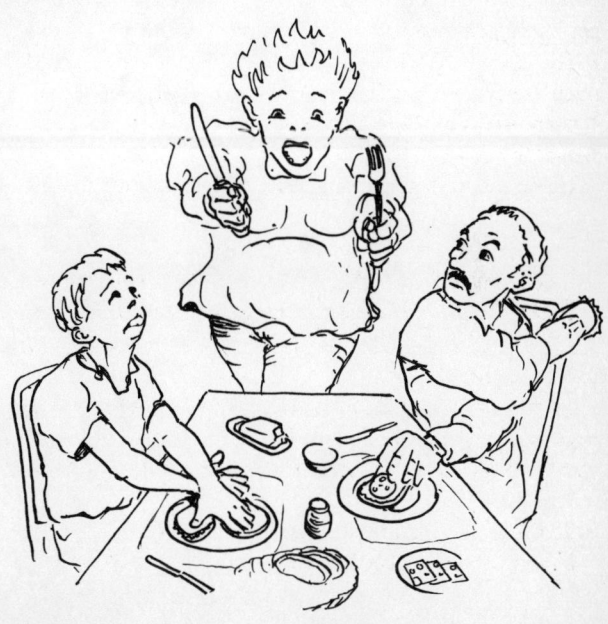

Zusammenfassung:

◆ Nicht doppelt soviel essen, sondern doppelt so gut.

◆ Regelmäßig Milch, Obst, Gemüse, Vollkornprodukte und Kartoffeln verzehren.

◆ Raffinierte Kohlenhydrate (Weißmehlprodukte, weißer Zukker, Süßigkeiten) und fettreiche Lebensmittel (Wurst, Vollfettkäse) in Maßen genießen.

◆ Vorsicht mit Alkohol und Nikotin!

◆ Den Kaffee- und Schwarzteekonsum einschränken.

◆ Keine Leber oder Innereien essen.

◆ Auf rohes oder halbgegartes Fleisch und Rohmilch und Rohmilchkäse verzichten.

◆ Auf die Sicherung der Eisenversorgung durch eisenreiche Lebensmittel achten.

◆ Wehwehchen wie Sodbrennen, Verstopfung, Blähungen und Übelkeit durch Ernährungstricks regulieren.

Das Baby ist da –
was braucht es nun?

Im Mutterleib wurde der Fötus bequem und sicher mit der richtigen Nahrung über die Nabelschnur versorgt. Nach der Geburt muß sich das Neugeborene aktiv an der Nahrungsaufnahme beteiligen. Seine Verdauungs-, Stoffwechsel- und Ausscheidungsorgane sind zu diesem Zeitpunkt jedoch noch nicht genügend ausgereift, so daß bis zum Ende des ersten Lebensjahres eine Anpassung an die Erwachsenenkost nur schrittweise vorgenommen werden kann.

Kalorien

Aufgrund des sehr schnellen Wachstums, des lebhaften Stoffwechsels sowie der aufwendigen Temperaturregulation hat der Säugling im Vergleich zum Erwachsenen einen wesentlich höheren Energiebedarf. Der Bedarf des Neugeborenen liegt bei 120 kcal/kg Körpergewicht und sinkt bis zum Ende des ersten Lebensjahres auf ca. 100 kcal/kg Körpergewicht. Verglichen damit beträgt der durchschnittliche Energiebedarf eines Erwachsenen nur etwa ein Drittel, nämlich 35–40 kcal/kg Körpergewicht. Doch wie bei Erwachsenen gibt es auch schon bei Säuglingen starke Unterschiede. Während das eine Kind nimmer satt zu werden scheint, kommt das andere Kind den ganzen Tag trotz starken Bewegungsdrangs mit sehr wenig Nahrung aus. Sie brauchen sich wegen des einen oder anderen Extrems jedoch keine Sorgen zu machen, solange Sie Ihr Kind vollwertig und ausgewogen ernähren und es normale Gewichtszunahmen aufweist. Im ersten halben Jahr nimmt der Säugling wöchentlich etwa 150–200 g zu und während der nachfolgenden sechs Monate durchschnittlich 100 g in jeder Woche. Nach etwa vier bis fünf Monaten hat er sein Geburtsgewicht verdoppelt und nach 12 Monaten nahezu verdreifacht, wobei natürlich auch hier Abweichungen möglich sind.

Das durchschnittliche Wachstum im ersten Lebensjahr

Alter	Größe in cm	Gewichtszunahme in g monatlich	Gewicht in g
Geburt	50		3300
1. Monat	54	850–900	4150–4200
2. Monat	57	850–900	5000–5100
3. Monat	60	850–900	5850–6000
4. Monat	63	610	6460–6610
5. Monat	65	610	7070–7220
6. Monat	67	610	7680–7830
7. Monat	69	460	8140–8290
8. Monat	71	460	8600–8750
9. Monat	72	460	9060–9210
10. Monat	73	370	9430–9580
11. Monat	74	370	9800–9950
12. Monat	76	370	10 170–10 320

(Quelle: «Lehrbuch der Kinderheilkunde»
Droese, Stolley 1977)

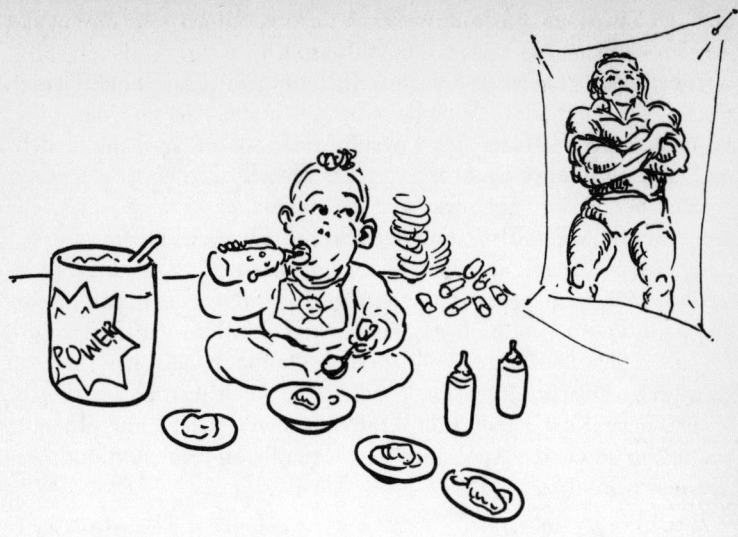

Der optimale Nährstoffbedarf orientiert sich an der Zusammensetzung der Muttermilch und sollte folgendermaßen aussehen:

Alter	Eiweiß	Fett	Kohlenhydrate
1.–4. Monat	7 %	48 %	45 %
ab 5. Monat	10 %	44 %	46 %
ab 10. Monat	13 %	41 %	46 %
ab 2. Lebensjahr	12 %	35 %	53 %

Eiweiß

Eiweiß wird einerseits für den Erhalt und andererseits für den Aufbau von Körpersubstanz, also zum Wachstum benötigt. Das Eiweiß der Muttermilch enthält alle Bausteine, die der Säugling zum Körperaufbau benötigt. Somit ist der Eiweißbedarf, sofern gestillt wird, während der ersten vier Monate am geringsten. Wird die Muttermilch jedoch nach und nach durch Beikost ersetzt, steigt automatisch der Eiweißbe-

23

darf des Säuglings, da das Eiweiß der Beikost nur geringer ausgenutzt werden kann als das Eiweiß der Muttermilch.

Eiweißreiche Lebensmittel sind Milch und Milchprodukte, Fleisch, Fisch, Eier, Getreide, Hülsenfrüchte, Kartoffeln, Gemüse und Sojaprodukte. Zwei Drittel des Eiweißbedarfs sollten über pflanzliche und ein Drittel über tierische Produkte gedeckt werden. In der Regel werden bereits im Säuglings- und Kleinkindalter zuviel eiweißreiche Lebensmittel wie Milch- und Fleischprodukte konsumiert und dadurch mehr Eiweiß zugeführt, als Bedarf da ist. Ein Überangebot an tierischem Eiweiß begünstigt in späteren Jahren jedoch Fäulnisvorgänge im Darm, wodurch die natürliche Darmflora verdrängt wird. Da diese eine wichtige Rolle bei der Infektabwehr hat, können hierdurch vermehrt Infektionen auftreten. Auch werden durch eine eiweißreiche Kost Zivilisationskrankheiten wie Gicht und Rheuma begünstigt sowie die Aufnahme der Mineralstoffe Kalzium und Magnesium behindert.

Fett

Fette werden vom Säugling als Energielieferanten benötigt. Sie sind aber auch gleichzeitig Träger fettlöslicher Vitamine und der lebensnotwendigen Fettsäuren. Da bei Muttermilchernährung ca. 50 % der zugeführten Energie durch Fett gedeckt werden, scheint es sinnvoll, diese Menge während des ersten Lebensjahres als Richtmaß beizubehalten. Industrieempfehlungen sehen leider schon früher den Einsatz fettarmer und kohlenhydratreicher Beikost vor. Daher ist der Fettanteil in handelsüblichen Fertigprodukten häufig zu niedrig gehalten.

Mit der Einführung der Beikost sollte die Hälfte der Fettzufuhr durch tierische und die andere Hälfte durch pflanzliche Fette gedeckt werden. Zu den tierischen Fettlieferanten gehört allen voran die Butter, aber auch Fleisch- und Wurstwaren, Milch und Milchprodukte. Wählen Sie für die Zubereitung der Beikost keine fettarmen Sorten aus, da diese weniger Vitamine enthalten.

Zu den pflanzlichen Fettlieferanten gehören in erster Linie Keimöle wie z. B. Leinöl, Sonnenblumenöl und Weizenkeimöl mit unterschiedlichen Gehalten an ungesättigten Fettsäuren. Kaltgepreßte Öle sind durch ihren hohen Anteil an ungesättigten Fettsäuren besonders wertvoll, sollten aber wegen der in ihnen enthaltenen aromatischen Substanzen erst ab dem 10. Lebensmonat gegeben werden.

Kohlenhydrate

Im Stoffwechsel werden die Kohlenhydrate hauptsächlich als Energielieferant z. B. für die Muskelbewegung oder für das Gehirn benötigt. Sie werden aber auch u. a. für den Aufbau von Zellmembranen gebraucht.

45 % der Energie sollten durch Kohlenhydrate gedeckt werden. Dieses entspricht etwa dem Kohlenhydratgehalt der Muttermilch in den ersten Monaten. Laktose oder Milchzucker, das Kohlenhydrat der Muttermilch, übt im Darm eine günstige Wirkung auf die Kalzium- und Magnesiumaufnahme aus und unterdrückt das Wachstum krankheitserregender Kolikeime.

Da der Säugling in den ersten Lebensmonaten noch nicht in der Lage ist, andere Kohlenhydrate zu spalten, sollte er nur Laktose erhalten. Dem wird mit der «Säuglingsanfangsmilchnahrung» mit Laktose als einzigem Kohlenhydrat Rechnung getragen. Strikt verboten für das erste halbe Jahr ist der Verzehr von Frischkornbrei, obwohl dieses von extremen «Vollwertköstlern» dennoch empfohlen wird. Frischkornbrei enthält als Kohlenhydrat Stärke, und die kann Blähungen und starke Durchfälle verursachen, was gerade im Säuglingsalter sehr gefährlich ist.

Im zweiten Lebenshalbjahr sollte der Bedarf an Kohlenhydraten über die sogenannten «komplexen Kohlenhydrate» gedeckt werden. Die sind zu finden in Vollkornprodukten wie Vollkornnudeln und Naturreis, Getreide, Gemüse, Obst usw. Vollkornprodukte enthalten nicht nur mehr Vitamine, Mineralstoffe und Spurenelemente, sondern auch einen höheren Ballaststoffanteil. Ballaststoffe sind unverdauliche Kohlenhydrate, die die Verdauung anregen und dadurch eine Darmträgheit verhindern. Ballaststoffarme Kost hingegen kann zu Verstopfung führen und steht im Verdacht, bei gleichzeitig überhöhtem Fleisch- und Fettverzehr Magen- und Darmkrebs im Erwachsenenalter zu begünstigen.

Leider enthalten Vollkornprodukte mehr Schadstoffe als Weißmehlprodukte, weil Schwermetalle und Pflanzenschutzmittel sich unter der

Schale des vollen Korns anreichern. Trotzdem sollten Vollkornprodukte vorgezogen werden, denn sie enthalten wesentlich mehr Vitamine, Mineralstoffe und Ballaststoffe.

Sobald die ersten Zähne da sind, sollten Sie ein besonderes Augenmerk auf den Zuckerkonsum Ihres Kindes legen. Schon die Kleinsten können durch das ständige Nuckeln an gesüßten Tees und Fruchtsäften Karies an den Schneidezähnen bekommen. Zucker, und dazu zählt nicht allein der handelsübliche Haushaltszucker (Saccharose), sondern ebenso Traubenzucker (Glukose), Fruchtzucker (Fruktose), Malzzucker (Maltose) u. a. befinden sich in versteckter Form in Fertigmüsli, Tomatenketchup (bis zu 50 %!), Haferflakes, Kindertees, Milchnahrung usw. Achten Sie beim Kauf von Babyfertignahrung besonders auf das Etikett und lassen Sie sich nicht durch den Aufdruck «ungezukkert» täuschen, denn nach dem deutschen Lebensmittelgesetz muß nur Saccharose als «Zucker» deklariert werden. Doch auch Maltose, Glukose, Dextrose usw. sind Zucker mit kariogener Wirkung.

Neben seiner kariogenen Wirkung belastet Zucker die Bauchspeicheldrüse, welche den Blutzuckerspiegel reguliert, was Diabetes begünstigen kann. Gleichzeitig gilt Zucker als «Vitaminräuber» oder besser gesagt «Schmarotzer», da für den Abbau von Zucker und anderen Kohlenhydraten das Vitamin B_1 benötigt wird. Während die komplexen Kohlenhydrate dieses Nervenvitamin mitliefern, werden beim Abbau von reinem Zucker die Körperreserven an Vitamin B_1 angegriffen und aufgebraucht. Vitamin B_1 gilt zudem als eines der «kritischen» Vitamine, mit dem die deutsche Bevölkerung unterversorgt ist.

Um der angeborenen Geschmacksempfindung «süß» als Lustgefühl beim Säugling und Kleinkind gerecht zu werden, reicht die natürliche Süße von Getreide, Milch und Früchten. Der Geschmackssinn des Kindes sollte nicht unnötig früh auf eine überhöhte Süße eingestellt werden.

Honig, Zuckerrohrgranulat, Dicksäfte aus Früchten bzw. Ahornsirup dürfen *in Maßen* ab dem 8. Lebensmonat verwendet werden. Sie haben allerdings eine ebenso kariogene Wirkung wie Haushaltszukker!

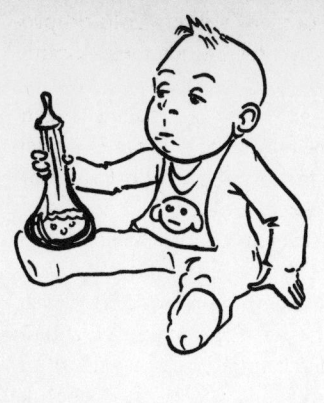
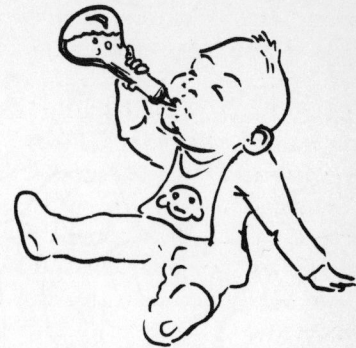

Wasser

Wasser ist nahezu an allen Stoffwechselvorgängen beteiligt. Es dient zum Aufbau und zur Erhaltung der Flüssigkeitsräume und ist der wichtigste Faktor für die Regulation der Körperwärme.

Während der Säuglingszeit enthält der Organismus mehr Wasser als zu irgend einer anderen Zeit. Er liegt beim Neugeborenen bei ca. 68 bis 75 % der Körpermasse und sinkt beim Erwachsenen auf ca. 50 bis 65 %. Der Wasserbedarf des Säuglings ist, verglichen mit dem Bedarf eines Erwachsenen, etwa dreimal so hoch. Dies hängt mit dem lebhaften Energieumsatz des Säuglings zusammen. Außerdem ist die Niere des Säuglings noch nicht in der Lage, zu stark konzentrierte Nahrung zu verarbeiten. Dazu braucht er viel Flüssigkeit, um die Abbauprodukte über die Niere auszuscheiden.

Das Baby ist auf eine gleichmäßige Flüssigkeitszufuhr angewiesen, da es bei ungenügender Zufuhr oder bei Durchfällen und starkem Schwitzen schnell zu Austrocknungsvorgängen und Durstfieber kommen kann. Wenn Sie Ihr Kind voll stillen, wird der Flüssigkeitsbedarf ausreichend über die Muttermilch gedeckt. In Zeiten starker Hitze können Sie Ihrem Kind zusätzlich Wasser oder ungesüßten Tee anbieten. Für die Zubereitung von Tees sollten Sie abgekochtes Leitungswasser verwenden, sofern es einen Nitratgehalt unter 50 mg/l aufweist und nicht aus alten Bleirohren stammt (beim zuständigen Wasserwerk zu erfragen). (Siehe hierzu auch «Welches Wasser ist das richtige?», S. 71 f.)

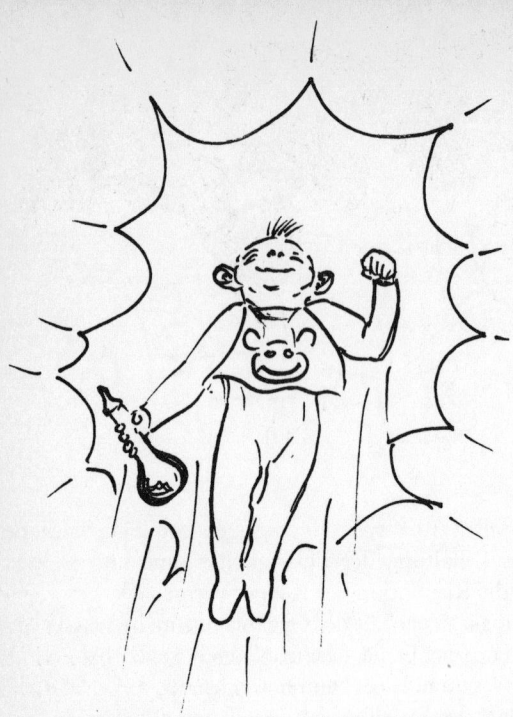

Mineralstoffe und Spurenelemente

Mineralstoffe und Spurenelemente sind lebensnotwendige Wirkstoffe, die der Mensch über Nahrungsmittel aufnimmt. Sie haben im Organismus unterschiedliche Aufgaben zu erfüllen. Nach dem Gehalt im Körper wird zwischen den Mengen- und Spurenelementen unterschieden. Besonders wichtige Mengenelemente oder Mineralstoffe sind Kalzium, Phosphor, Kalium, Magnesium, Natrium und Chlor. Zu den Spurenelementen zählen Eisen, Fluor, Jod und Zink.

Milch sichert die Kalziumversorgung

Eine wichtige Funktion erfüllen Kalzium und Phosphat als Bausteine in Knochen und Zähnen. Kalzium ist zudem an der Arbeit des Herzmuskels beteiligt.

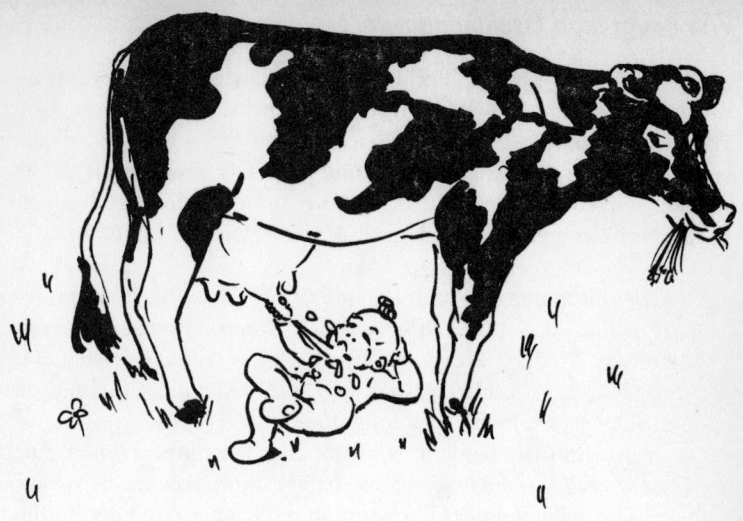

Der tägliche Bedarf an Kalzium liegt für das 1. Lebensjahr bei 500 bis 600 mg/Tag. Milch und Milcherzeugnisse gehören mit Abstand zu den besten Kalziumlieferanten. Sauermilchprodukte wie Joghurt, Dickmilch, Quark und Frischkäse sollten erst gegen Ende des ersten Lebensjahres in kleinen Mengen gegeben werden, weil sie beim Säugling mit seinem noch unreifen Stoffwechsel zur Übersäuerung des Blutes führen können. Weitere vergleichsweise gute Kalziumlieferanten sind Nüsse und Samen, Sojabohnen und Kräuter.

Natrium, Kalium und Chlorid

Diese Mineralstoffe werden für die Muskelkontraktion sowie für die Aufrechterhaltung des Säure-Basen-Haushalts benötigt. Da sie in allen Nahrungsmitteln ausreichend vorhanden sind, ist im ersten Lebensjahr kein Mangel zu befürchten.

Wie beugt man Eisenmangel vor?

Eisen ist wichtig für die Blutbildung und Sauerstoffversorgung des Körpers. Während der Schwangerschaft wird das ungeborene Kind über den mütterlichen Kreislauf reichlich mit Eisen versorgt, so daß bei der Geburt die Eisenspeicher gefüllt sind. Der Eisenbedarf des gesunden, reifgeborenen Säuglings ist daher in den ersten vier bis sechs Lebensmonaten gering. Erst danach ist der Bedarf an Eisen durch intensives Wachstum erhöht.

Typische Eisenmangelsymptome sind Blässe, Schwindel, chronische Müdigkeit u. a. In den USA durchgeführte Untersuchungen haben gezeigt, daß bei Kindern mit erschöpften Eisenreserven die geistige Entwicklung und das Verhalten gestört sind. Zudem ist die Aufnahme der giftigen Schwermetalle Blei, Cadmium und Nickel stark erhöht.

Da in den Industrieländern ca. 30 % aller Kleinkinder im zweiten Lebensjahr eine Eisenmangelanämie haben, muß, sowohl bei vollgestillten als auch bei mit der Flasche ernährten Kindern, mit der Einführung der Beikost besonders auf eine ausreichende Eisenzufuhr (2 mg/Tag) geachtet werden.

Um eine *optimale Eisenversorgung* zu gewährleisten, sollten Sie folgende Punkte beachten:

→ Da Fleisch die wichtigste Eisenquelle ist, sollte Ihr Kind mit Einführung der Beikost baldmöglichst Fleisch erhalten. Das Eisen im Fleisch wird einerseits am besten vom Körper aufgenommen, und andererseits sind im Fleisch Stoffe enthalten, die zusätzlich die Eisenaufnahme aus anderen Nahrungsbestandteilen begünstigen. Allerdings reicht die für das zweite Lebens*halbjahr* eines Kindes tolerierbare Fleischmenge von 30 g/Tag nicht aus, um mit dem übrigen Nahrungseisen, z. B. aus Gemüse oder Getreide, den in diesem Alter hohen Eisenbedarf zu decken. Ab dem zweiten Lebens*jahr* ist der Eisenbedarf um ein Drittel niedriger. Zudem steigt die täglich tolerierbare Fleischmenge von 30 g auf 40–50 g/Tag an.

→ Um den hohen Eisenbedarf im 6.–12. Lebensmonat zu decken, sollte die Beikost mit eisenhaltigen roten Säften, z. B. Traube oder Beeren, ergänzt werden.

→ Eisen aus pflanzlichen Lebensmitteln kann der Körper nicht so gut verwerten. Darum wird durch Vitamin-C-Gaben von 0,1–1 g die Verfügbarkeit des pflanzlichen Eisens verdoppelt bis verfünffacht.

Praktisch umgesetzt bedeutet dies: Geben Sie Ihrem Kind regelmäßig ein Vitamin-C-reiches Obstmus als Nachtisch und reichern Sie den Getreidebrei mit frisch gepreßtem Orangensaft an.

→ Beginnen Sie vor dem 4. Lebensmonat auf keinen Fall mit der Einführung von Beikost. Langzeitige Vollstillung bietet einen Schutz vor Eisenmangel im Kindesalter.

Fluoridtabletten: unnötig oder sinnvoll?

Die Fluorversorgung des Kleinkindes ist abhängig vom natürlichen Fluoridgehalt des Trinkwassers. Fluoridreiche Lebensmittel sind Fisch, Milch, Milchprodukte und Fleisch.

Besondere Bedeutung hat Fluorid aufgrund seiner kariesverhütenden Wirkung, weshalb von Zahnärzten und Kinderärzten die Gabe von Fluoridtabletten empfohlen wird.

Falsch ist es jedoch zu meinen, daß man hierdurch Karies verhindern kann, denn Karies ist keine Fluormangelkrankheit. Viel wichtiger ist es, auf einen geringen Süßigkeitskonsum und die richtige Mundhygiene zu achten. Fluorid muß, wenn es in Tablettenform gegeben wird, vorsichtig und richtig dosiert werden.

Überhöhte Fluoriddosen führen als erstes zu weißen Flecken im Zahnschmelz und können in schlimmeren Fällen gar zu einer Knochendeformation, der Fluorose, führen.

Wenn Sie Ihren Kindern Fluoridtabletten geben, heißt das aber nicht, daß sie nun bedenkenlos Süßigkeiten essen können.

Jodiertes Speisesalz gegen Kropf?

Jod ist Bestandteil der Schilddrüse und wird zum Aufbau des Schilddrüsenhormons benötigt. Seefische sind besonders wertvolle Jodlieferanten, aber auch Eier und Milch. Bei nicht ausreichender Nahrungszufuhr kommt es zu einer Schilddrüsenvergrößerung, dem Kropf. Im ersten Lebensjahr ist das Kleinkind ausreichend mit Jod versorgt. In den darauffolgenden Jahren, wenn langsam die Speisen des Kindes gewürzt werden, ist es ratsam, jodiertes Speisesalz zu verwenden.

In den letzten Jahren wird in Fachkreisen häufig eine Jodprophylaxe durch Tablettengabe diskutiert, was jedoch nicht einvernehmlich gelöst werden konnte. Ob ein Kind nach dem ersten Lebensjahr zusätzlich Jodtabletten erhält, muß nach dem individuellen Ernährungsverhalten (z. B. wenn kein Fisch verzehrt wird) geklärt werden.

Vitamine

Vitamine gehören zu den lebensnotwendigen Stoffen. Da der Körper nicht in der Lage ist, diese selbst zu bilden, müssen sie ihm zugeführt werden. Der Vitaminbedarf ist in den einzelnen Lebensabschnitten unterschiedlich hoch. Gerade Kleinkinder haben aufgrund ihres sehr intensiven Wachstums einen hohen Bedarf. Häufig ist es jedoch gar nicht leicht, diesen zu decken. Gründe hierfür können sein:

→ Einseitige Vorlieben bzw. Ablehnen besonderer Speisen.
→ Kinder, die zu Allergien neigen, vertragen gerade die Speisen nicht, die gute Vitaminlieferanten sind, wie z. B. Milch und Eier.
→ Nach längeren Krankheiten können Kinder, besonders nach Antibiotikagaben, die Vitamine in der Nahrung schlechter ausnutzen.

Man unterteilt die Vitamine in die fettlöslichen A, D, E und K sowie die wasserlöslichen Vitamine C, B_1, B_2, B_6, B_{12}, Folsäure, Niacin und Biotin. Im Gegensatz zu den wasserlöslichen Vitaminen wird ein Überschuß an fettlöslichen Vitaminen im Körper gespeichert. Starke Überdosierungen können zu Vergiftungserscheinungen führen.

Vitamin A

Vitamin A kommt ausschließlich in Lebensmitteln tierischer Herkunft vor, wobei besonders Innereien und Milchprodukte reich an Vitamin A sind. In pflanzlichen Lebensmitteln, besonders in roten und gelben Früchten, wie z. B. Karotten, Paprika, Tomaten und Nektarinen, aber auch in Blattspinat befinden sich Vitamin-A-Vorstufen, die Carotine. Sie werden vom Körper bedingt in Vitamin A umgewandelt.

Vitamin A wird für den Stoffwechsel der Haut und Schleimhaut sowie für den Aufbau der Netzhaut und des Sehpurpurs im Auge benötigt. Ein Mangel führt zur Nachtblindheit und im schlimmsten Fall zur Erblindung. Bei uns ist jedoch selbst bei rein vegetarischer Ernährung

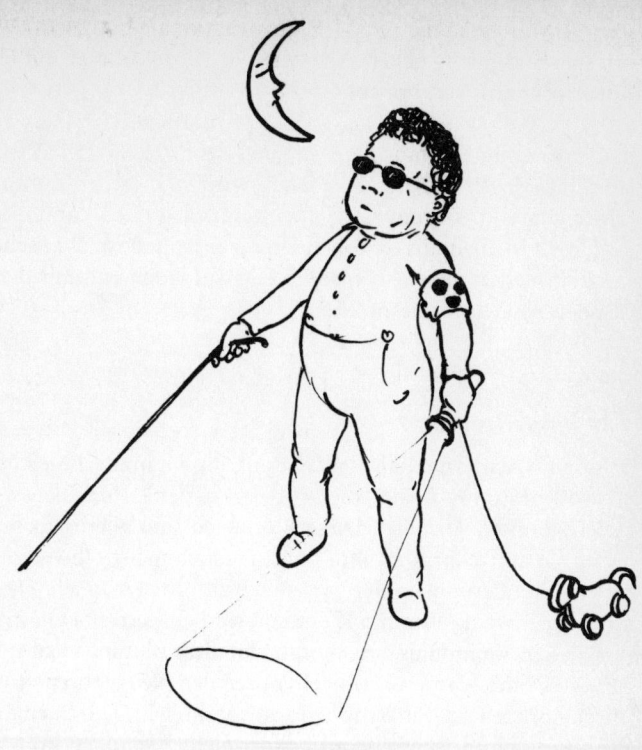

nicht mit einem Mangel zu rechnen. Der tägliche Bedarf Ihres Babys wird bereits durch 100 g Karottenmus mit Butter gedeckt.

Vitamin-D-Tabletten

Vitamin D fördert den Einbau von Kalzium und Phosphat in die Knochen. Es ist das einzige Vitamin, welches der Körper mit Hilfe von UV-Licht selber bilden kann und nicht zwingend über die Nahrung zugeführt werden muß. Ein Mangel an Vitamin D führt bei Kindern zu Rachitis.

Im ersten Lebensjahr ist jedoch gerade in unseren Breitengraden die Vitamin-D-Versorgung, egal ob der Säugling gestillt oder mit der Flasche ernährt wird, kritisch. Deshalb wird empfohlen, während der ersten 12 Monate täglich 500 I. E. (Internationale Einheiten) Vitamin D in Tablettenform zu geben. Meistens wird es zusammen mit Fluorid als Kombipräparat verabreicht.

Mit Zunahme alternativer Ernährungsformen und Sichtweisen wurde die Vitamin-D-Mangelvorbeugung durch Lebertran aktuell. Wenn allerdings soviel Lebertran gegeben wird, wie es der Zufuhrempfehlung entspricht, kommt es zu einer Vergiftung mit Vitamin A, welches in Lebertran ebenfalls in hohen Dosen enthalten ist. Wer seinem Kind keine Tabletten geben will, sollte dies auf jeden Fall mit dem behandelnden Kinderarzt besprechen.

Vitamin-K-Tropfen

Vitamin K wird auch als das «Gerinnungsvitamin» bezeichnet, da es schweren Hirnblutungen, die bei Babys in der 4.–6. Lebenswoche auftreten können, vorbeugt. Diese Blutungen sind allerdings sehr selten. Wenn sie auftreten, sind ihre Folgen jedoch meist schwerwiegend, da sie zu Behinderungen oder gar zum Tod führen können. Da die Muttermilch zuwenig Vitamin K enthält, sind ausgerechnet gestillte Babys mit diesem Vitamin unterversorgt. Um diese Blutungen zu verhindern, wird in Deutschland seit einigen Jahren den Neugeborenen Vitamin K durch Spritzen oder in Tropfenform verabreicht. Durch englische Studien, die sich in Deutschland jedoch nicht bestätigen konnten, ist in jüngster Zeit der Verdacht aufgekommen, daß durch Vitamin-K-Spritzen das Risiko, im späteren Leben an Leukämie zu erkranken, erhöht wird. Aus dem Grunde ist man heute dazu übergegangen, Vitamin K nur noch in Tropfenform im Rahmen der ersten drei Vorsorgeuntersuchungen zu verabreichen.

Vitamin E

Über den Bedarf dieses Vitamins und eventuelle Störungen bei zu hoher Zufuhr weiß man nur soviel, daß der Bedarf in Zusammenhang mit der Zufuhr an mehrfach gesättigten Fettsäuren steht. Bei Säuglingen entspricht dieses einer Empfehlung von 4 mg Vitamin E pro Tag. Dieses wird anfangs über die Muttermilch bzw. Fertigmilchnahrung gedeckt, später durch Beigabe von Keimölen zur Beikost.

Vitamin C

Vitamin C (Ascorbinsäure) wird für den Aufbau des Bindegewebes benötigt, begünstigt die Eisenaufnahme und ist zudem an vielen Stoffwechselvorgängen beteiligt. Außerdem stärkt es das Immunsystem, indem es die Funktion der weißen Blutkörperchen unterstützt, die viele krankmachende Bakterien abtöten.

Im Magen-Darm-Trakt blockiert Vitamin C die Bildung von Nitrosaminen, die nach den bisherigen Forschungsergebnissen Krebs auslösen können. Vitamin-C-Überschüsse werden vom Körper ausgeschieden. Ein Zuviel von Vitamin C kann jedoch bei hierfür empfindlichen Kindern zu Wundsein und Ekzemen führen. Wenn Sie Ihr Kind stillen oder mit Fertigmilch füttern, ist es immer ausreichend mit Vitamin C versorgt. Sollten Sie Ihr Baby mit selbstzubereiteter Milch ernähren, dann müssen Sie ab der 6. Lebenswoche löffelweise Orangensaft zufüttern. Wenn Sie später den Obst- und Gemüsebrei für Ihr Kind selbst zubereiten, aber auch wenn Sie Fertiggläschen füttern, ist die Vitamin-C-Versorgung auf alle Fälle sichergestellt.

Besonders reich an Vitamin C sind Sanddorn, Zitrusfrüchte, schwarze Johannisbeeren, Paprika, usw.

Die B-Vitamine

B_1, B_2, B_6, B_{12}, Folsäure und Niacin werden für vielfältige Stoffwechselvorgänge, die Nerven, die Blutbildung sowie den Aufbau der Schleimhäute benötigt. Der Bedarf dieser Vitamine wird normalerweise durch Muttermilch, Kuhmilch, Vollkornprodukte und Fleisch gedeckt. Bei Vorliebe für Weißmehlprodukte oder polierten «weißen» Reis kann es zu Mangelerscheinungen wie Störungen der Nervenfunktion, Schleimhautveränderungen u. ä. kommen. Problematisch ist die Vitamin-B_{12}-Versorgung bei vollgestillten Kindern, deren Mütter sich streng vegetarisch ernähren.

Wie werden die Vitamine und Mineralstoffe in der Nahrung geschont?

→ Obst, Gemüse und Salat am besten frisch zubereiten und unzerkleinert waschen.

→ Kartoffeln und Gemüse mit wenig Wasser garen und das Kochwasser, wenn möglich, weiterverwenden.

→ Obst, Gemüse und Kartoffeln kühl und dunkel lagern.

→ Speisen nicht warmhalten, Vitamin C geht z.B. zu 70 % verloren. Besser schnell abkühlen und dann wieder erhitzen.

Zusammenfassung

◆ Kein ungekochtes Getreide im ersten Lebensjahr.

◆ Zwei Drittel des Eiweißbedarfs sollten über pflanzliche Produkte, ein Drittel über tierische Produkte gedeckt werden.

◆ Das Baby nicht fettarm ernähren!

◆ Die Hälfte der Fettzufuhr sollte über pflanzliche, die andere Hälfte über tierische Lebensmittel gedeckt werden.

◆ Keine kaltgepreßten Öle vor dem 10. Lebensmonat.

◆ Komplexe Kohlenhydrate (Vollkornprodukte, Gemüse und Obst) sichern die Versorgung mit Mineralien und Vitaminen und regulieren die Verdauung.

◆ Vorsicht mit «Zucker» in all seinen Variationen (Malzzucker, Glukose, Honig, Dicksäfte).

◆ Achten Sie auf eine ausreichende Flüssigkeitszufuhr für Ihr Baby!

◆ Ohne Fleischgabe und eisenangereicherte Säfte ist eine ausreichende Eisenversorgung im 2. Lebenshalbjahr kaum zu erreichen.

◆ Fluoridtabletten sind kein garantierter Schutz vor Karies.

◆ Vitamin-D-Tabletten sind notwendige Rachitisprophylaxe.

◆ Schonende Nahrungszubereitung gewährleistet optimale Vitamin- und Mineralstoffzufuhr.

Das Stillen

Das Beste für das Baby

Immer mehr Mütter entscheiden sich, ihr Kind zu stillen, und das aus gutem Grund:

→ Das Trinken an der Brust bietet dem Säugling mehr als nur die reine Nahrung. Der kleine Erdenbürger erhält hierdurch ein hohes Maß an *Geborgenheit, Sicherheit, körperlicher Wärme und Zuwendung.* Die gewachsene Einheit von Mutter und Kind während der Schwangerschaft wird auf diese Weise nicht abrupt zerrissen, das Kind erfährt eine sanfte Einführung in das Leben.

→ Muttermilch ist die maßgeschneiderte Ernährung für den Säugling. Sie *enthält alle Nährstoffe,* die für das Gedeihen des Säuglings wichtig sind.

→ *Abwehrstoffe* in der Muttermilch schützen das Neugeborene vor Infektionen wie Erkältungen, Mittelohrentzündungen und Kinderkrankheiten, sofern diese von der Mutter durchgemacht wurden.

→ Anders als Flaschenkinder sind gestillte Kinder *vor Überernährung geschützt.* Sie trinken nach Bedarf und lassen sich nicht zu einer Mahlzeit zwingen. Die meisten Säuglinge finden nach wenigen Wochen ihren eigenen Rhythmus und können durchaus eine längere Nachtpause bis zu acht Stunden durchhalten.

→ Das Trinken an der Brust *begünstigt die Kieferformung.* Das ist wichtig, da Neugeborene einen unterentwickelten Unterkiefer haben.

→ Im Vergleich zur Flasche erfordert das Saugen an der Brust mehr Muskelarbeit, wodurch verstärkt Wachstumsreize ausgelöst und *Zahnfehlstellungen vorgebeugt* werden.

→ Durch das Fehlen eines bestimmten Eiweißteiles (β-Laktoglobulin) bietet Muttermilch einen relativen *Schutz vor Allergien.* Durch ausschließliches Stillen kann eine *Kuhmilchunverträglichkeit hinausgeschoben und gemildert werden.* Voraussetzung dafür ist allerdings eine weitgehend allergenarme Kostform der Mutter während der Stillzeit.

→ Gestillte Kinder *erkranken im hohen Alter seltener* an bestimmten Krebs- und Leukämiearten, an Diabetes oder an der Darmentzündung Morbus Crohn.

→ Nach jüngsten Erkenntnissen wirkt sich die Muttermilch sogar günstig auf die *Intelligenzentwicklung* von Kindern aus.

→ Für die Mutter ist das frühe und regelmäßige Anlegen des Neugeborenen die ideale Möglichkeit, *Blutungen und Infektionen im Wochenbett vorzubeugen.* Durch das Saugen an der Brust wird vom Körper das wehenfördernde Hormon Oxytoxin ausgeschüttet und eine *schnellere Rückbildung der Gebärmutter* begünstigt.

→ Das lästige *Säubern des Fläschchens und Saugers entfällt.* Muttermilch ist jederzeit keimfrei, wohltemperiert griffbereit und zudem *kostenlos.*

Was macht die Muttermilch so wertvoll?

Kein Lebensmittel ist so optimal auf die Bedürfnisse des Säuglings abgestimmt wie die Muttermilch. Sie geht in ihrer Zusammensetzung voll auf die noch unreifen Verdauungsfunktionen des Säuglings ein und kann mengenmäßig auf den jeweiligen Bedarf des Kindes eingestellt werden. Die Zusammensetzung der Milch ist nicht während der gesamten Stillzeit gleich, sondern paßt sich in ihrer Nährstoffzusammensetzung dem Entwicklungsstand des Säuglings an. So weist die gelbliche Kolostralmilch (Vormilch), die in den ersten vier bis sechs Tagen nach der Geburt gebildet wird, einen besonders hohen Gehalt an Eiweißen, Mineralstoffen und Abwehrstoffen auf. Hiermit wird gewährleistet, daß auch bei den geringen Trinkmengen (in den ersten Tagen sind es nur etwa 10 bis 20 ml je Mahlzeit) das Neugeborene

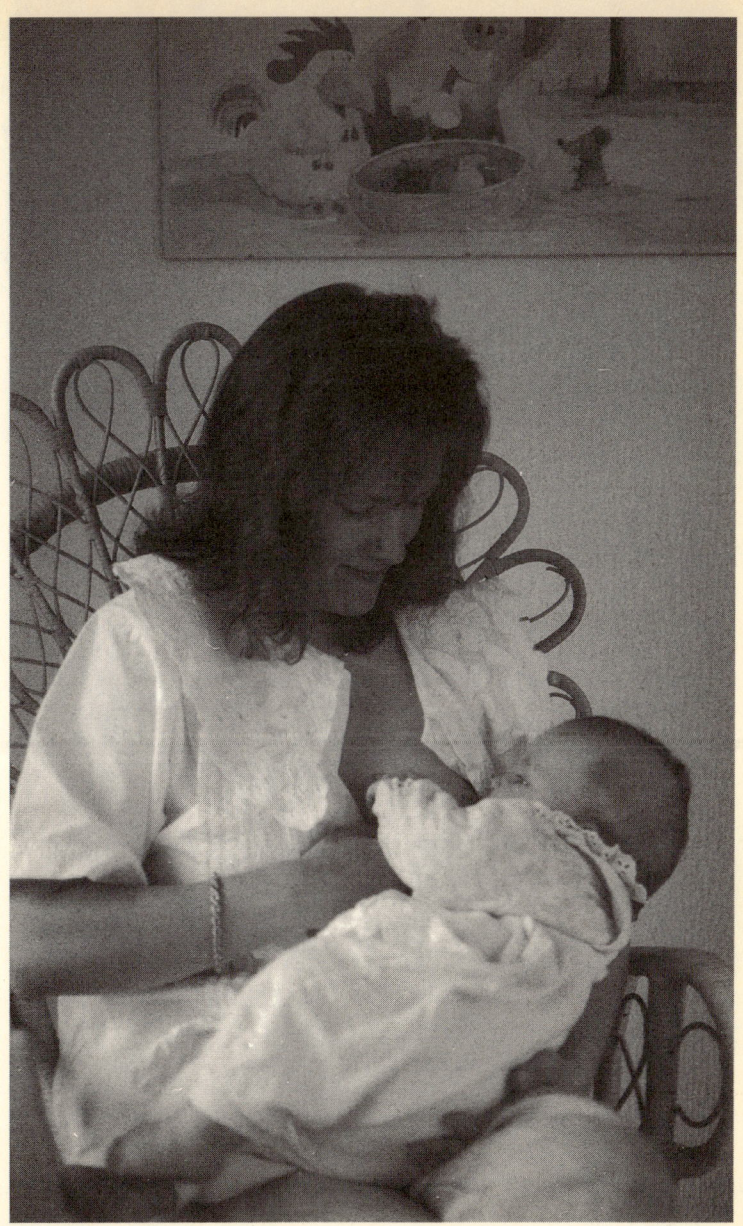

optimal versorgt wird. Zwischen dem 4. und 10. Tag nach der Geburt wird die Übergangsmilch und erst dann die reife Muttermilch gebildet, die während der nächsten vier bis sechs Monate den Säugling optimal versorgen kann.

Inhaltsstoffe je 100 ml	Kolostrum (Vormilch)	Übergangs-milch	reife Frauen-milch	Kuh-milch
Eiweiß (g)	2,7	1,6	1,2	3,3
Fett (g)	2,9	3,5	4,0	3,5
Kohlenhydrate (g)		6,6	7,0	4,8
Energie (kcal)	57	66	70	66
Mineralstoffe (g)	0,31	0,27	0,21	0,74

Im Vergleich zur Kuhmilch fällt auf, daß Muttermilch einen wesentlich geringeren Anteil an Eiweiß und Mineralstoffen aufweist. Das ist wichtig, damit die noch unreifen Nieren des Säuglings nicht zu sehr mit den Abbauprodukten dieser Nährstoffe belastet werden. Da aber gerade in den ersten Lebensmonaten der Bedarf des Säuglings an hochwertigem Eiweiß aufgrund seines schnellen Wachstums besonders groß ist, besteht das Muttermilcheiweiß im Gegensatz zur Kuhmilch aus biologisch wertvollerem Eiweiß, aus dem der Säugling mehr körpereigenes Eiweiß bilden kann.

Ebenfalls wichtig für das schnelle Wachstum des Säuglings ist der hohe Gehalt an schnell verwertbarer Energie in Form von Milchzucker (Laktose) in der Muttermilch (siehe auch «Kohlenhydrate», S. 25 f.).

Muttermilch enthält mengenmäßig etwa den gleichen Fettanteil wie Kuhmilch, er ist jedoch reicher an den wertvolleren ungesättigten Fettsäuren wie der Ölsäure und der lebensnotwendigen Linolsäure.

Außer den Vitaminen D und K verfügt die Muttermilch über die notwendigen Vitamingehalte für den täglichen Bedarf des Säuglings (siehe auch «Vitamine», S. 32–35).

Neben den lebenswichtigen Nährstoffen enthält die Muttermilch *Schutzfaktoren,* die für die Infektabwehr des Säuglings wichtig sind, wie z. B. das *sekretorische Immunglobulin A.* Es verhindert das Eindringen von körperfremdem Eiweiß in die Darmschleimhaut, sorgt zudem für die Abwehr von Infekten. Andere Schutzfaktoren sind das bakterienzerstörende *Lysozym* sowie das *Laktoferrin*. Dieses bindet im Darm des Säuglings Eisen, entzieht den Bakterien somit einen wichtigen Wachstumsfaktor und sorgt zudem für eine bessere Eisenversorgung des Säuglings.

Wie entsteht Muttermilch?

Schon in der achten Schwangerschaftswoche kann das für die Milchbildung wichtige Hormon Prolaktin nachgewiesen werden. Jedoch erst nach der Geburt wird durch eine Hormonumstellung die Milchbildung möglich. Durch das Saugen an der Brust kommt es zum Zusammenziehen der Muskulatur um die Milchbläschen und somit zur Milchabgabe. Besonders zu Beginn der Stillzeit kann die Milchabgabe leicht durch psychische Anspannung und Streß gestört werden. Direkt nach der Geburt ist der Saugreflex Ihres Kindes besonders groß. Zur Anregung der Milchbildung ist es daher sinnvoll, das Neugeborene noch im Kreißsaal anzulegen. Bei den ersten Saugversuchen erhält das Kind meist nur wenig Milch. Diese sogenannte Vormilch ist aber ganz besonders wertvoll. Sie ist besonders reich an Abwehrstoffen und erleichtert den ersten schwarzen Stuhlgang (Kindspech).

Vorbereitung auf das Stillen

Schon 10 Wochen vor dem errechneten Geburtstermin können Sie mit der «Abhärtung» der Brust beginnen:
→ Duschen Sie Ihre Brüste abwechselnd mit warmem und kaltem Wasser ab.
→ Reiben Sie die Brüste anschließend mit einem Frotteetuch oder einer weichen Bürste ab.
→ Gönnen Sie Ihren Brustwarzen frische Luft und wenn möglich Sonnenbäder.
→ Massieren Sie Ihre Brüste wie folgt: Umfassen Sie eine Brust mit beiden Händen, daß die Daumen oben und die Finger unten liegen. Mit leichtem Druck streichen Sie nun die Brust vom Brustansatz zur Warze hin aus. Drücken Sie dann mit dem Daumen am Rand des Warzenhofes gegen die Brustwand.

→ Waschen Sie Ihre Brüste möglichst nur mit klarem Wasser und vermeiden Sie Seife, denn sie macht die Haut spröde und trocknet sie aus.

→ Ölen Sie die Warzen mit Johanniskrautöl oder einem anderen hochwertigen Pflanzenöl ein.

→ Ragen Ihre Brustwarzen nicht hervor, sondern ziehen sie sich zurück (Flachwarzen) oder bleiben sie eingestülpt (Hohlwarzen), können Sie mit dem Tragen von Brusthütchen Ihre Brustwarzen optimal auf das Saugen vorbereiten. Vorsicht ist jedoch geboten, wenn Sie zu frühzeitigen Wehen neigen, da die Brusthütchen zusätzlich Wehen auslösen können.

Stillen kann jede Mutter lernen

Vielleicht haben auch Sie sich schon gefragt, ob Sie tatsächlich in der Lage sind, Ihr Kind zu stillen, oder ob Ihre Milch auch ausreichen wird. Doch seien Sie beruhigt, denn in den meisten Fällen sind diese Ängste unbegründet. Fast alle Frauen können ihr Kind stillen, wenn sie es *wirklich wollen*. Schon bald werden auch Sie die ersten Unsicherheiten überwunden haben und mit Ihrem Kind eine selbstverständliche tiefe Stillbeziehung eingehen können. Genießen Sie diese für beide Seiten sehr schöne, wenn auch häufig kräftezehrende Zeit, da sie leider viel zu schnell vorübergeht. Besonders in der ersten Zeit sollten Sie sich und Ihrem Kind sehr viel Ruhe und Zeit beim Stillen gönnen. Sicherlich werden Sie bald herausfinden, welche Stillposition für Sie die bequemste ist, und Ihre eigene Stilltechnik entwickeln. Doch gerade für den Beginn der Stillbeziehung mögen Ihnen *nachfolgende Tips hilfreich sein:*

→ Wenn Sie mit Ihrer Brustwarze die Wange Ihres Kindes berühren, wird es sich automatisch Ihrer Brust zuwenden und die Brustwarze erfassen. Drehen Sie nicht den Kopf des Kindes zur Brust, es könnte sein Richtungssinn gestört werden.

→ Achten Sie darauf, daß Ihr Kind nicht nur die Brustwarze, sondern auch Teile des Warzenvorhofes miterfaßt. Hierdurch werden Ihre Brustwarzen geschont.

→ Besonders wenn Ihre Brüste prall gefüllt sind, achten Sie darauf, daß die Nase Ihres Kindes frei ist. Hierzu drücken Sie Ihre Brust mit dem Zeigefinger etwas von der Nase Ihres Kindes zurück.

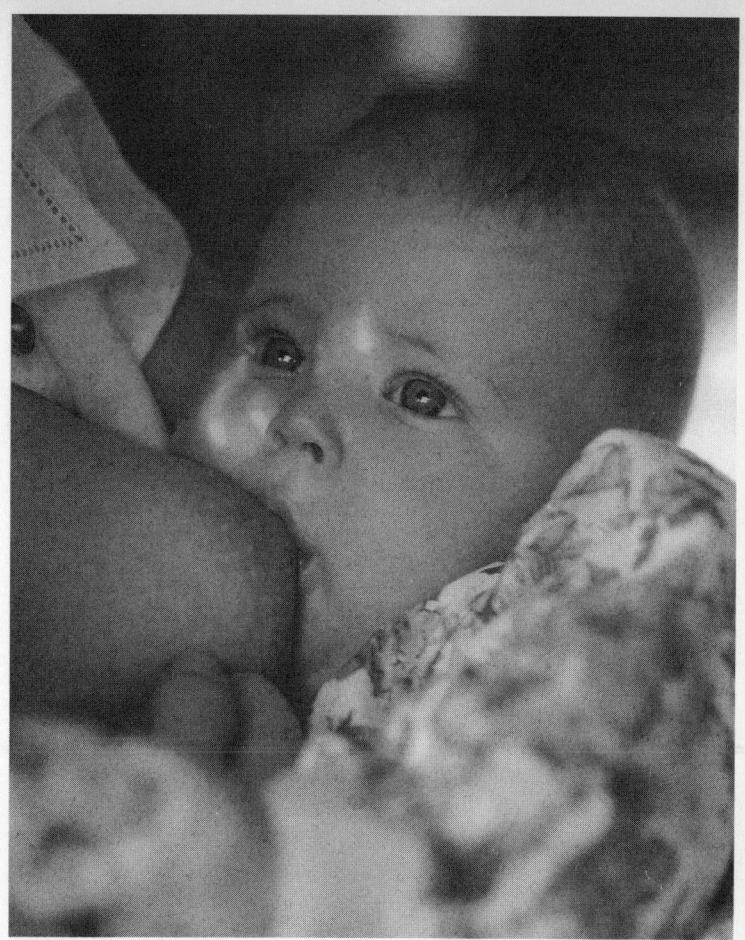

➜ Um Ihre Brustwarzen zu schonen, sollten Sie Ihr Kind anfangs nicht länger als 5 bis 10 Minuten, später nicht länger als 20 Minuten an jeder Brust saugen lassen. Normal trinkende Kinder können bereits in den ersten 5 Minuten 50–70 % der gesamten Brustmahlzeit trinken. Solange das Kind hungrig ist, hat es geballte Fäustchen, wird es satt, öffnen sich seine Hände. Um das Kind von der Brust zu lösen, stecken Sie Ihren kleinen Finger in den Mundwinkel Ihres Kindes.

→ Sollte das Baby bereits an der ersten Brust eingeschlafen sein, emp-fiehlt es sich, das Kind durch einen Windelwechsel zu wecken, da-mit es anschließend die zweite Brust nimmt.

→ Die Brüste brauchen nicht bei jeder Mahlzeit vollständig leerge-trunken werden, denn gerade in den ersten Wochen ist eine Saugan-regung durch häufiges Anlegen wichtiger.

→ Jedes Baby hat seine individuelle Art zu trinken. Einige drohen beim Saugen einzuschlafen, andere schlucken hastig und gierig die Milch in sich hinein.

→ Um zu vermeiden, daß die beim Trinken mitgeschluckte Luft Ihrem Kinde Bauchweh bereitet, sollten Sie darauf achten, daß es nach jeder Stillmahlzeit ein Bäuerchen macht. Legen Sie Ihr Baby hierzu entweder mit Brust oder Bauch auf Ihre linke mit einer Mullwindel bedeckte Schulter und unterstützen es durch leichtes Klopfen auf den Rücken und evtl. Umhergehen. Seien Sie jedoch nicht besorgt, wenn Ihr Kind nicht aufstößt, denn die «ruhigen Trinker» schluk-ken keine Luft mit.

→ Füttern Sie Ihr Baby so, wie es verlangt, auch wenn es anfangs bis zu 11 Mahlzeiten pro Tag werden können. Ein geregelter Mahlzei-tenrhythmus pendelt sich in der Regel von alleine ein. Einige Kinder finden schnell einen 4-Stunden-Rhythmus, während andere noch längere Zeit ihre Mahlzeit alle 2–3 Stunden fordern und das auch nachts.

→ Waschen Sie einmal täglich Ihre Brust mit klarem Wasser ab und reinigen Sie vor jeder Stillmahlzeit Ihre Hände. In den ersten Wo-chen empfiehlt sich die Benutzung von Stilleinlagen, da häufig zwischen den Mahlzeiten Milch ausläuft. Neben den Einmalstill-einlagen verschiedener Hersteller gibt es feuchtigkeits- und tempe-raturregulierende Einlagen aus Seide mit Wolle, die wunden Brust-warzen vorbeugen (Bezugsquelle siehe Anhang).

→ Ideal ist das Tragen eines Stillbüstenhalters, der sich unkompliziert und unauffällig jederzeit mit dem Baby im Arm öffnen läßt. In der Anfangszeit ist es häufig nötig, Tag und Nacht einen BH zu tragen, um den schweren Brüsten Halt zu geben und ein Ausfließen der Milch zu verhindern.

→ Denken Sie auch an stillfreundliche Kleidung, die einen leichten Zugang zur Brust ermöglicht und so pflegeleicht ist, daß Flecken von ausgelaufener Milch sich leicht auswaschen lassen bzw. nicht sofort auffallen.

→ Zur Entlastung des Rückens und der Armgelenke ist ein sogenann-
tes Stillkissen (große U-Form) besonders bei schweren Kindern
empfehlenswert (Bezugsquelle siehe Anhang).

Wer sollte vom Stillen absehen?

Noch vor wenigen Jahren wurden beispielsweise ein Kaiserschnitt
oder Hohl- und Flachwarzen als ein Grund angesehen, gar nicht erst
mit dem Stillen anzufangen. Heute weiß man, daß prinzipiell jede Frau
stillen kann, wenn sie es *wirklich wünscht*. Nur 5 % aller Frauen können aus medizinischen Gründen nicht stillen.
Hierzu zählen:
→ starke Infektionskrankheiten (wegen der Einnahme starker Medikamente oder/und Schwächung der Mutter);
→ sehr kleine Frühgeborene, die zum Saugen noch zu schwach sind
(selbst hier kann die abgepumpte Milch dem Säugling über die Flasche oder die Sonde gegeben werden).

Seltene Kiefer- und Gaumenspalten des Kindes können ein Stillhindernis sein, welches aber mit viel Geduld auch überwunden werden kann.

Ernährungstips für stillende Mütter

Ernähren Sie sich so ausgewogen, abwechslungsreich und vollwertig
wie möglich. Bei unzureichender Ernährung enthält die Milch zwar in
der Regel über Monate alle notwendigen Inhaltsstoffe für den Säugling. Jedoch werden Ihrem Körper Vitamine und Mineralstoffe entzo-
gen oder Sie magern sogar ab. Abnehmen in der Stillzeit hat eine
Schadstoffablösung aus dem Fettgewebe zur Folge und damit eine un-
nötige zusätzliche Belastung der Muttermilch.
Eine stillende Mutter benötigt im Vergleich zu anderen Frauen etwa
ein Drittel mehr an Kalorien pro Tag, denn für die Bereitstellung von
800 ml Milch werden ca. 700 kcal zusätzlich benötigt. Sollten Sie während der Schwangerschaft stark zugenommen haben, brauchen Sie

beim Essen nicht ganz so stark zuzulangen, sondern können einen Teil der Energie aus den Fettreserven freisetzen. Auf alle Fälle sollten Sie während der Stillzeit keine Abmagerungskur beginnen, die Gewichtsabnahme sollte sich auf das während der Schwangerschaft zugelegte Gewicht beschränken.

Der Bedarf an Mineralstoffen und Vitaminen steigt um fast zwei Drittel. Besonders herauszustellen ist dabei der erhöhte Kalziumbedarf, der vor allen durch Milchprodukte sowie Eigelb, grünes Gemüse, Endiviensalat und Sesamsaat abgedeckt werden kann. Bereits ein Glas Milch ersetzt die Kalziummenge, die das Baby von der Mutter erhält. Ihr Körper liefert in der Regel alle Nährstoffe zur Herstellung der Muttermilch, und letztendlich kommen *Sie* zu kurz, wenn Sie sich während der Stillzeit nicht bewußt ernähren.

Wenn Sie sich bereits vollwertig ernähren, dann brauchen Sie während der Stillzeit kaum etwas zu ändern. Ihr Appetit ist der beste Fahrplan. Wichtig ist in jedem Falle eine ausreichende Flüssigkeitszufuhr von etwa 2 l pro Tag. Statt coffeinhaltiger Getränke wie Tee und Kaffee sollten Sie Malzkaffee, Früchte- oder Kräutertees bevorzugen. Fällt es Ihnen jedoch allzu schwer, auf die gewohnte Tasse Kaffee oder Tee zu verzichten, sollten Sie täglich nicht mehr als zwei Tassen davon trinken. Eine gute Alternative stellen entcoffeinierter Kaffee oder «light»-Produkte mit reduziertem Coffeingehalt dar. Ein geeigneter Durstlöscher ist nach wie vor das Mineralwasser, wobei kohlensäurearmem Wasser der Vorzug gegeben werden sollte, weil zuviel Kohlensäure dem gestillten Säugling ggf. Bauchweh bereiten kann.

Für die Mutter ist es ratsam, die Lebensmittel so auszuwählen, daß sie weitgehend naturbelassen sind. Je weiter ein Nahrungsmittel verarbeitet oder verfeinert wurde (z. B. Weißmehl, Instantprodukte, Konserven), desto geringer ist sein Anteil an den in der Stillzeit so wichtigen Vitaminen und Mineralstoffen! Verwenden Sie Nahrungsmittel aus kontrolliertem biologischem Anbau und essen Sie viel Frischkost. Meiden Sie auf jeden Fall fettreiche Lebensmittel wegen der im Fett gespeicherten Schadstoffe. Bevorzugen Sie fettarme Fleisch- und Wurstwaren. Innereien wie Leber und Niere sollten ausschließlich vom Kalb verzehrt werden und keinesfalls öfter als einmal pro Monat, denn sie enthalten geballte Schadstoffmengen. Fisch sollte wegen seines qualitativ hochwertigen Eiweißes und des hohen Jodgehaltes auch zweimal pro Woche auf dem Speiseplan stehen. Aber auch hier ist mageren Sorten der Vorzug zu geben.

Der Verzehr stark verstrahlter Nahrung kann Einwirkungen auf die Muttermilch haben. Deshalb sollten Sie Produkte meiden, die allgemein noch eine hohe Strahlenbelastung aufweisen. Hierzu zählen Wildpilze, Waldbeeren, das Fleisch von Reh, Hirsch oder Springbock und Fische aus Binnenseen sowie Heidehonig («Elternverein Restrisiko»).

Während der Stillzeit kann es für die Mutter eine Reihe «kritischer» Lebensmittel geben, welche entweder beim Säugling Blähungen verursachen, zu Wundsein führen oder allergische Reaktionen in Form von Hautausschlag oder Durchfall hervorrufen können.

Blähungen	Wundsein	Allergische Reaktionen
Kohl	Zitrusfrüchte	Kuhmilch
Hülsenfrüchte	Kiwi, Ananas	Zitrusfrüchte
Zwiebeln	Rhabarber	Eier
Knoblauch	Sanddorn- und	Weizen
Vollkorn	Hagebuttenprodukte	Hafer
	Beerenfrüchte	Schokolade
	Vitaminsäfte oder	Soja
	-tabletten	Erdbeeren
	Tomate, Paprika	Kaffee
	scharfe Gewürze	u. a.

Jedes Baby reagiert individuell auf verschiedene Lebensmittel. Vielleicht reagiert Ihr Kind gar nicht auf die oben genannten, sondern auf ganz andere. Probieren Sie einfach aus, was Ihnen und Ihrem Baby bekommt. Kleine Faustregel: Alle Speisen, die Ihnen selbst Blähungen verursachen, tun es im verstärkten Maße beim Säugling. Erfahrungsgemäß kommt es eher zu Schwierigkeiten, wenn die Mutter ihre Ernährungsgewohnheiten radikal ändert.

Es versteht sich von selbst, daß Nikotin und Alkohol nur sehr sparsam genossen werden dürfen, denn das Baby raucht und trinkt über die Muttermilch mit! Sowohl Nikotin als auch Alkohol stören die Ruhebedürftigkeit des Kindes. Mehr als 5 Zigaretten pro Tag können beim gestillten Säugling Erbrechen, Durchfall und Kreislaufstörungen hervorrufen. Außerdem enthält die Muttermilch von Raucherinnen mehr Schadstoffe wie Blei und Cadmium. Ein Gläschen Sekt oder Wein kann durch seine entspannende Wirkung zwar den Milchfluß der Mutter fördern, sollte aber die Ausnahme bleiben. Ähnliche Wirkung haben überdies die weitaus gesünderen Milchbildungstees auf Kräuterbasis. Alkohol regt nicht nur an, sondern schädigt die Zellen von Leber und Gehirn. 40 % der von der Mutter genossenen Menge an Alkohol hat der gestillte Säugling im Blut.

Medikamente während der Stillzeit?

Grundsätzlich gilt auch hier: Das Kind trinkt mit. Manche Substanzen verträgt das Kind unbeschadet, andere sind schon in geringsten Mengen gefährlich. Es gilt während der Stillperiode das gleiche wie in der Schwangerschaft:

→ keine eigenmächtige Einnahme oder Dosierung von Medikamenten
→ immer ärztlichen Rat einholen, bevor ein Medikament eingenommen wird. Zur Sicherheit möchten wir darauf hinweisen, den Beipackzettel auch nach Verschreibung eines jeden Medikaments durch einen Arzt genau durchzulesen. Selbst stillenden Müttern wurden schon ungeeignete Präparate verschrieben. Bei Unklarheiten wenden Sie sich an Ihren behandelnden Kinder- oder Frauenarzt, der dann anhand der «Roten Liste» ersehen kann, ob das Medikament während der Stillzeit eingenommen werden darf. In Spezialfällen oder am Wochenende wenden Sie sich an die gynäkologische Abteilung einer Uniklinik.

Schwierigkeiten während der Stillzeit

Im folgenden wollen wir auf die wichtigsten Probleme, die während der Stillzeit auftreten können, eingehen.

Woher weiß ich, ob mein Kind auch satt wird?

Wenn Ihr Kind stetig zunimmt, gesund aussieht und die Windeln regelmäßig feucht sind, ist das ein sicheres Zeichen, daß Ihr Kind gut gedeiht. Der *Stuhl* des gestillten Säuglings ist von goldgelber bis grün-lich-bräunlicher Farbe und kann mehrmals täglich oder auch nur einmal wöchentlich abgesetzt werden. Beides ist bei Brustkindern völlig normal. Das Wiegen nach jeder Mahlzeit bzw. tägliches Wiegen, wie es im Krankenhaus nach der Entbindung praktiziert und empfohlen wird, ist nicht notwendig. Um sich zu beruhigen und eine gewisse Kontrolle über die Gewichtszunahme zu bekommen, genügt es vollkommen, das Baby einmal wöchentlich zu wiegen. Hierfür können Sie sich in Apotheken eine Babywaage gegen Gebühr ausleihen oder wöchentlich die zuständige Mütterberatungsstelle aufsuchen. Dort wird Ihnen auch im Falle einer möglichen Mangelernährung des Kindes weitergeholfen und gegebenenfalls auf den behandelnden Kinderarzt verwiesen (siehe Tabelle Seite 22).

Was mache ich, wenn meine Milch scheinbar nicht ausreicht?

Der Eindruck, die Milch reiche nicht aus, entsteht meistens zwischen dem 6. und 10. Tag nach der Entbindung oder in der 6. bzw. 12. Lebenswoche. Zu diesen Zeiten haben Babys Wachstumsschübe und verlangen häufiger und mehr Nahrung. Legen Sie dann Ihr Kind häufiger als gewohnt an. Die Milchproduktion paßt sich innerhalb von 2–3 Tagen an den erhöhten Bedarf des Säuglings an. Füttern Sie in keinem Fall zu. Sobald das Kind zusätzlich eine Flasche bekommt, kann die Produktion der Milchmenge zurückgehen. Die Stunden bis zur Anpassung sind für die Mutter häufig kräftezehrend und nervenaufreibend. Viele Frauen verzweifeln, geben das Stillen in dem festen Glauben auf, ihr Kind nicht ausreichend ernähren zu können. Häufig hilft einfach der Kontakt und Austausch zu Müttern mit gleichaltrigen Kindern, die ähnliche Probleme haben.

Ist für Sie das häufige Anlegen zu anstrengend, bieten Sie in den Stillpausen Ihrem Kind ungezuckerten Tee an. Sollte Ihr Kind die Flasche ablehnen, mag es helfen, wenn Sie den Sauger mit Muttermilch benetzen.

Wie unterstütze ich die Milchproduktion?

→ Durch viel Ruhe und Entspannung.
→ Besonders in der ersten Zeit nicht zuviel Besuch empfangen.

→ Reichliche Flüssigkeitszufuhr. Es empfiehlt sich Milchbildungstee, den Sie am günstigsten in Apotheken oder Wochenmärkten mischen lassen können. Wenn dies für Sie zu aufwendig ist, können Sie ebenfalls im Reformhaus Fertigtees z. B. von Weleda kaufen.

→ Durch häufiges Anlegen.

→ Die Brust ist sehr kälteempfindlich, deshalb sollten Sie Ihre Brust stets warmhalten und vor Zugluft schützen.

Mittel gegen wunde Brustwarzen

→ Nach jedem Stillen sollten Sie einen Tropfen Milch auspressen und auf der Brustwarze trocknen lassen.

→ Die Brust möglichst viel an frischer Luft lassen.

→ Vorübergehend das Kind nur jeweils kurz, dafür aber öfter anlegen.

→ Bei starken Schmerzen soll ein Teesieb auf der Brust, unter dem BH getragen, Linderung verschaffen.

→ Zur Schmerzlinderung können Eiswürfel vor dem Stillen auf die wunden Brustwarzen gelegt werden.

→ Trockenfönen oder eine kurze Bestrahlung mit der Höhensonne können das Abheilen beschleunigen.

→ Reiben Sie Ihre Brustwarzen mit Mandelöl, Weleda-Heilsalbe oder Garmastan-Salbe (in Apotheken erhältlich) ein. Auch Betupfen mit Salbei- oder Myrrhetinktur hilft.

Der Milchstau und wie man ihn verhindern kann

Ein Milchstau kann entstehen, wenn mehr Milch produziert wird, als vom Kind verlangt wird. Die Milchkanäle können dann stark verhärten, was starke Schmerzen verursacht. Liegen zusätzlich Hautrötungen an der schmerzenden Stelle vor, ist ein Milchstau vorhanden. Damit es nicht dazu kommt, sollten Sie, wenn die Stillpausen zu lang werden und Ihre prallen Brüste anfangen zu schmerzen, die Milch über dem Waschbecken ausstreichen. Während des Stillens können Sie den Milchfluß unterstützen, indem Sie die gehärteten Milchkanäle in Richtung Brustwarze ausstreichen. Sollte sich die Milch dennoch stauen, gönnen Sie sich viel Ruhe, möglichst Bettruhe. Zwischen den Stillmahlzeiten legen Sie kalte Umschläge und Quark-Honig-Kompressen oder Kartoffelwickel auf die betroffenen Stellen. (Eine Mullwindel dreimal zu einem Rechteck falten. Zwischen die beiden obersten Stoffschichten Quark, Honig oder 4–6 gekochte, gepellte und zerdrückte Kartoffeln messerrückendick verstreichen. Beide Brüste damit bedekken. Zur besseren Fixierung kann der Still-BH darüber getragen werden. Nach 2–3 Stunden kann der Wickel erneuert werden.) Sorgen Sie auf alle Fälle für eine häufige Entleerung der Brust, was durch warme Umschläge kurz vor dem Stillen erleichtert wird. Wenn Ihr Kind trotz Anlegen im 2-Stunden-Rhythmus die Brust nicht leertrinkt, muß abgepumpt werden. Bei anhaltenden Schmerzen und Fieber muß sofort ein Arzt konsultiert werden, damit sich aus dem Milchstau keine Brustentzündung entwickelt. Aber auch eine Brustentzündung muß kein Grund zum Abstillen sein, wenn sie rechtzeitig erkannt und behandelt wird.

Bevor Sie bei Stillproblemen das Stillen aufgeben, wenden Sie sich unbedingt an eine Hebamme oder Stillgruppe, denn diese können Ihnen helfen, mit den richtigen Ratschlägen die Stillkrise zu überwinden (siehe Adressenanhang).

Wie lange stillen?

Nach 4–6 Monaten reicht der Kalorien- und Eisengehalt der Milch nicht mehr zur alleinigen Versorgung des Babys aus. Deshalb sollten Sie zu diesem Zeitpunkt beginnen, nach und nach Brustmahlzeiten durch Beikost zu ersetzen.

Durch den Durchtritt der ersten Zähne signalisiert das Kind nun auch die Bereitschaft zum Kauen, und seine Nieren erlauben ihm ebenfalls, konzentriertere Nahrung aufzunehmen. Der Darmtrakt ist jetzt in der Lage, Eiweiß aus Lebensmitteln zu verarbeiten, und die Entwicklung ermöglicht den Übergang vom Saugen zum Kauen. Das Kind beginnt selber, alles in den Mund zu stecken, mit dem Mund zu erfahren und zu begreifen. Zudem laufen im Alter von 4–5 Monaten entscheidende psychische Entwicklungen ab. Viele Frauen haben daher beim Abstillen häufig zwiespältige Gefühle: Einerseits freuen sie sich auf die bald wiedergewonnene Freiheit, andererseits wehren sie sich innerlich gegen den ersten Loslösungsschritt ihres Kindes.

Bei Kindern, die zu lange gestillt wurden, zeigt, die Erfahrung, daß sie sich nicht mehr problemlos auf den Löffel umstellen lassen.

Abstillen

Der Abstillprozeß beginnt mit dem Ersatz einer Brustmahlzeit durch feste Nahrung, wenn das Baby über vier Monate alt ist. Dabei sollte mit Karottenbrei als Mittagsmahlzeit begonnen werden. In der ersten Woche sollten Sie diesen nur löffelweise verfüttern und Ihrem Kind danach noch eine Brustmahlzeit zugestehen. Die Menge wird dann, nach den Eßgewohnheiten des Kindes, langsam auf eine volle Mahlzeit gesteigert. Als zweite Mahlzeit wird die Nachmittagsbrust durch einen Getreide-Obst-Brei und dann die Abendmahlzeit durch einen Milchbrei ersetzt. Als letztes wird die Morgenmahlzeit durch eine Milchbreiflasche oder ein Frühstück bestehend aus Brot und Milch ausgetauscht (genaueres Vorgehen siehe Kapitel «Beikost»). Es ist empfehlenswert, pro Monat nicht mehr als eine Brustmahlzeit abzusetzen, damit sich Ihre Brust allmählich zurückbilden kann und schmerzhafte Milchstaus vermieden werden. Sie können also mit ca. acht Monaten Ihr Kind voll abgestillt haben. Viele Mütter genießen jedoch gerade die Behaglichkeit und Bequemlichkeit der Brustmahlzeit in der Nacht oder der frühen Morgenstunde und stillen Ihr Kind noch bis zu einem Jahr oder auch länger, bis sich das Kind evtl. selbst abstillt. Diesem langen Stillen steht nichts entgegen, wenn Sie darauf achten, daß Ihr Kind nachts nicht zu lange an der Brust «nuckelt», so daß die süße Milch ständig seine Zähne umspült und Karies verursachen kann.

Sollte Ihre Milchmenge nicht genügend zurückgehen, können Sie dieses durch Salbeitee ggf. unterstützen oder zwischen den Mahlzeiten die schmerzhafte Brust ausstreichen. Abruptes Abstillen kann für die Mutter-Kind-Beziehung belastend sein, da es bei beiden zu depressiven Reaktionen führen kann. Auf keinen Fall sollten Sie mit dem Abstillen beginnen, wenn Ihr Kind krank ist oder wenn es ihm aus anderen Gründen wie z. B. nach Impfungen oder bei starken Zahnungsbeschwerden nicht gutgeht. Lehnt Ihr Kind den Löffel gänzlich ab, sollten Sie versuchen, Ihrem Kind das Gemüse über die Flasche mit Breisauger zu geben, damit es auf alle Fälle mit den wichtigen Nährstoffen des Gemüses versorgt wird. Lehnt Ihr Kind auch den Sauger ab, klappt es vielleicht, wenn Sie diesen mit Muttermilch benetzen. Hilfreich ist es häufig, wenn der Mann das Kind füttert. Es sollte aber immer wieder versucht werden, das Kind geduldig und ohne Zwang an das Löffelessen zu gewöhnen.

Muttermilch abpumpen und einfrieren?

Wenn Sie gelegentlich mal etwas ohne Ihr Kind unternehmen möchten oder Ihre Brüste einfach zu voll sind, können Sie Ihre Milch abpumpen. Ganz einfach und am sanftesten geht es, wenn die Milch per Hand abgepumpt wird. Und so geht es:

→ Stützen Sie Ihre Brust mit der einen Hand. Mit der anderen streichen Sie die Milch beständig bis zum Warzenhof aus. Die Milch befindet sich jetzt in den unteren Milchgängen.

→ Nehmen Sie nun die Brust in eine Hand und streichen mit dem Daumen von der halben Höhe bis zum Rand des Warzenhofes und machen dabei eine leichte Pumpbewegung. Dadurch beginnt die Milch zu fließen.

→ Sollte die Milch nicht fließen, stellen Sie sich einfach vor, wie Ihr Kind an der Brust saugt.

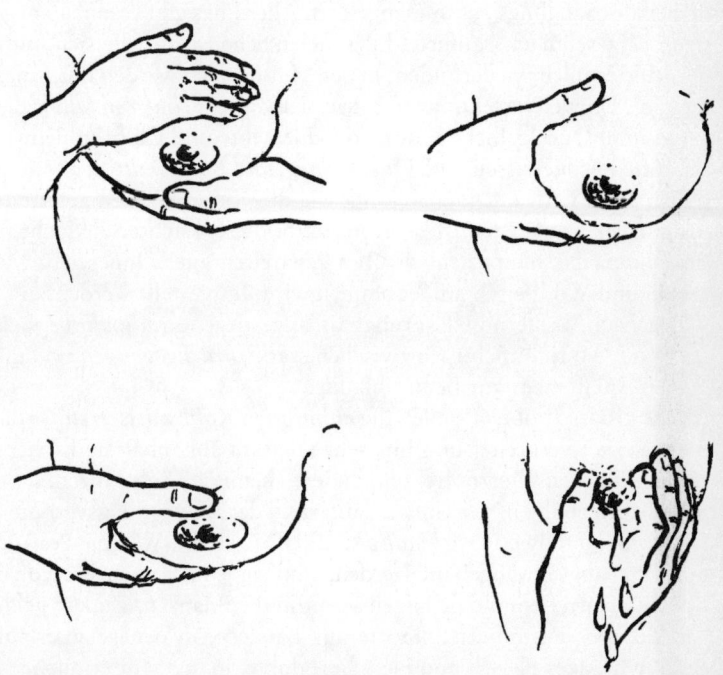

Sie können Ihre Milch aber auch mit einer mechanischen oder elektrischen Milchpumpe (kann gegen Gebühr in der Apotheke ausgeliehen werden) abpumpen. Bei diesen Pumpen wird ein Unterdruck erzeugt, wodurch die Milch zum Fließen gebracht wird.

Die Milch wird entweder direkt in eine sterilisierte Milchflasche gepumpt oder nach dem Abpumpen darin umgefüllt. Hierin kann die Milch gut verschlossen im Kühlschrank bei +4 °C maximal 72 Stunden oder tiefgefroren bei −20 °C bis zu 3 Monate aufbewahrt werden. Aufgetaut und erwärmt wird die Milch entweder im Wasserbad oder in der Mikrowelle (danach gut durchschütteln).

Umweltschadstoffe in der Muttermilch?

Die Muttermilch ist in jeder Hinsicht optimal für das natürliche Gedeihen des Säuglings zusammengesetzt. Allerdings gibt es einen «negativen Beigeschmack» aufgrund der vielen Schadstoffe, die sich mit in der Muttermilch wiederfinden. In der Muttermilch werden mit zunehmender Umweltverschmutzung beispielsweise *Schwermetalle* (Blei, Cadmium, Quecksilber), radioaktive Elemente und Chlorkohlenwasserstoffe nachgewiesen. Die *Quecksilber- und Bleigehalte* der Muttermilch sind in etwa genauso *gering* wie die von industriell gefertigter Säuglingsnahrung. *Kritische Konzentrationen* konnten jedoch für *Cadmium,* das hauptsächlich über Zigarettenrauch, Innereien, Muscheln und Wildfleisch aufgenommen wird, festgestellt werden.

Die nach Tschernobyl sprunghaft angestiegene *radioaktive Belastung* der Muttermilch ist inzwischen stark *zurückgegangen* und gibt keinen Anlaß mehr zur Beunruhigung.

Das größte Problem stellen die *chlorierten Kohlenwasserstoffe* dar, die weltweit verbreitet und nur sehr langsam abbaubar sind. Hierzu zählen Pflanzenschutzmittel und andere chemische Substanzen, deren Schadstoffgehalte in der Umwelt aufgrund der Anwendungsverbote in Deutschland teilweise *rückläufig* sind (DDT, HCB). Weil die Pestizide nur sehr langsam abgebaut werden, sind sie jedoch nach wie vor im Boden anzutreffen und gelangen somit in die Pflanzen. Zudem gelangen sie über Futtermittelimporte aus Ländern, in denen sie erlaubt sind, in hiesiges Fleisch und Fleischprodukte. In der Muttermilch sind

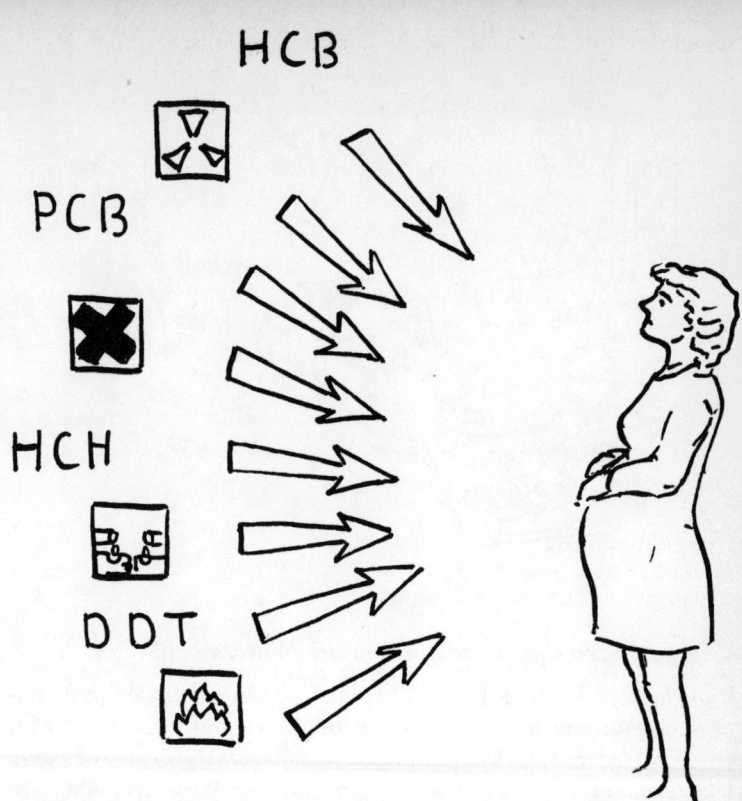

die Konzentrationen dieser Umweltgifte zwar rückläufig, aber immer
noch zu hoch.

Sehr problematisch sind die *polychlorierten Biphenyle (PCB)*, die
u. a. als Weichmacher in Kunststoffen eingesetzt wurden. Die Konzentrationen in der Muttermilch *überschreiten die duldbare tägliche Aufnahme erheblich.* Ebenso *alarmierend* ist die Situation bei dem «Seve-
sogift» Dioxin. Dioxine und andere chemische Substanzen gelangen
hauptsächlich über Müllverbrennungsanlagen, Stahlwerke, Chlorblei-
che, Holzschutzmittel und den Autoverkehr in die Umwelt.

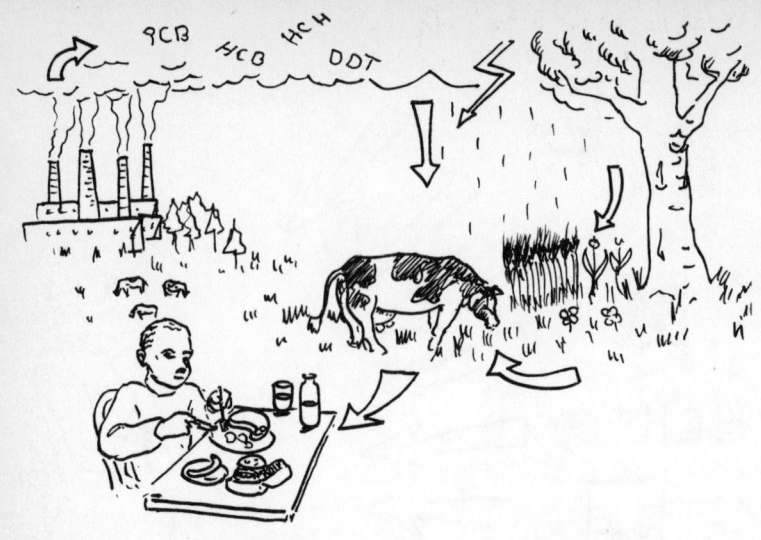

Wie gelangen die Schadstoffe in die Muttermilch?

Die o. g. Schadstoffe gelangen über Nahrungsketten in den menschlichen Organismus und somit auch in die Muttermilch. Da die Schadstoffe auf jeder Stufe der Nahrungskette um mehrere Zehnerpotenzen angereichert werden, weist der Mensch als letztes Glied der Nahrungskette somit die höchsten Schadstoffkonzentrationen auf. Chlorierte Kohlenwasserstoffe werden vorwiegend im Fettgewebe des Menschen gespeichert und von dort nur sehr langsam wieder ausgeschieden. Während der Stillzeit werden die Fettspeicher «entleert». Die Schadstoffe gelangen dann über das Blut in die Muttermilch, wodurch die Mutter sich also auf Kosten ihres Kindes entgiften kann. Aufgrund des hohen Fettgehaltes der Muttermilch liegen z. B. ihre PCB-Werte um das 10fache höher als die im Blut der Mutter. Bedauerlicherweise ist gerade die an Abwehrstoffen und Eiweißen reiche Kolostralmilch der ersten Stilltage besonders stark mit chlorierten Kohlenwasserstoffen belastet.

Wann liegen die Schadstoffgehalte der Muttermilch besonders hoch?

Wenn die Mutter
→ Erstgebärende und älter als 30 Jahre ist,
→ Raucherin ist,
→ sich besonders fettreich, d.h. mit entsprechendem Fleisch, Wurst und Fisch, ernährt hat,
→ durch die Wohnsituation ständig mit Schadstoffen belastet ist,
→ an ihrem Arbeitsplatz einer besonderen Schadstoffbelastung ausgesetzt ist.

Falls einer der o.g. Punkte auf Sie zutrifft, sollten Sie Ihre Milch auf den Schadstoffgehalt untersuchen lassen. Die Untersuchungen sind in der Regel kostenlos. In manchen Fällen müssen Sie mit Kosten zwischen 250 und 850 DM rechnen, je nachdem, wieviel Schadstoffe untersucht werden.

Wer in Ihrer Nähe solche Analysen vornimmt, erfahren Sie am besten bei Ihrem zuständigen Gesundheitsamt oder in der nächsten Verbraucherzentrale.

Stillen trotz belasteter Milch?

Bisher wurden von Wissenschaftlern die Vorteile des Stillens höher eingeschätzt als das mögliche Gesundheitsrisiko durch Schadstoffe in der Muttermilch. Allerdings liefern Untersuchungen von niederländischen und japanischen Wissenschaftlern ernstzunehmende Hinweise, daß bei hohen PCB- und Dioxinbelastungen der Muttermilch mit Gesundheitsbeeinträchtigungen des Säuglings gerechnet werden muß. Deshalb hat die Ernährungskommission der Deutschen Gesellschaft für Kinderheilkunde erst kürzlich darauf hingewiesen, «daß ohne weitere Forschungsergebnisse eine kritische Abwägung der unbestrittenen Vorteile des Stillens gegenüber den Risiken der Rückstandsbelastung nicht mehr verantwortungsvoll vorgenommen werden kann. Nicht als wissenschaftlich gesicherte Aussage, sondern lediglich im Sinne einer *Ermessensentscheidung* wurde an der bisherigen *Stillempfehlung (4 bis maximal 6 Monate volles Stillen) festgehalten».

Wie ist die Schadstoffbelastung für den Säugling zu verringern?

→ Empfehlenswert ist eine ausgewogene Ernährung mit einem hohem Obst- und Gemüseanteil, möglichst aus biologischem Anbau und das am besten schon vor Beginn der Schwangerschaft. Frauen, die sich bereits vor der Schwangerschaft über einen längeren Zeitraum vegetarisch und somit meist auch bewußter ernährt haben, weisen die geringsten Schadstoffgehalte in ihrer Milch auf.

→ Keine Abmagerungskur während der Stillzeit.

→ Den Umgang mit problematischen Umweltgiften meiden (z. B. Pflanzen- und Holzschutzmittel).

→ Nicht rauchen, auch nicht passiv.

→ Medikamente nur auf Anweisung des Arztes einnehmen.

→ Schwermetallhaltige Lebensmittel, wie Innereien, Thunfisch, Muscheln, Wild vom Speisezettel streichen.

→ Fettreichen Fisch sowie fettreiche Wurst- und Fleischwaren meiden.

→ Nicht länger als vier bis sechs Monate voll stillen.

Zusammenfassung

◆ *Muttermilch* ist die maßgeschneiderte Ernährung für den Säugling,

◆ bietet relativen Schutz vor Allergien und Infektionen,

◆ ist keimfrei und wohltemperiert griffbereit und zudem kostenlos.

◆ Die Ernährung der stillenden Mutter sollte ausgewogen, abwechslungsreich und vollwertig sein.

◆ Keine Abmagerungskur während der Stillzeit!

◆ Einnahme starker Medikamente kann ein Stillhindernis sein.

◆ Der Abstillprozeß sollte sich über ca. 4 Monate erstrecken.

◆ Durch die Möglichkeit des Abpumpens kann auch eine stillende Mutter sich Freiräume verschaffen.

◆ Trotz hoher Schadstoffbelastung wird an der Stillempfehlung von 4 bis 6 Monaten festgehalten.

Flaschenmilch-
Fertignahrung

Wenn Sie aus medizinischen Gründen, verfrühtem Wiedereinstieg in das Berufsleben oder sonstigen Gründen nicht stillen können bzw. nicht wollen, haben Sie die Möglichkeit, Ihr Kind mit Flaschenfertignahrung genauso liebevoll und gesund zu ernähren. Die Fertignahrung ist in der Zusammensetzung der Muttermilch angeglichen, kann sie aber dennoch nicht gleichwertig ersetzen. Aber trösten Sie sich, falls Sie gern gestillt hätten, auch die Flaschenernährung weist einige Vorteile auf:

➜ Mit der Flasche kann der Vater schon frühzeitig mitfüttern und einen innigen Kontakt zum Baby aufbauen. Sie sind stärker entlastet und schneller unabhängig.

➜ Die Schadstoffbelastung besonders mit chlorierten Kohlenwasserstoffen ist geringer als bei der Muttermilch.

➜ Ständige Kontrollen durch den Hersteller gewährleisten gleichbleibende Qualität, gleichbleibenden Nährstoffgehalt und Keimarmut (gemäß den Richtlinien der Ernährungskommission der Deutschen Gesellschaft für Kinderheilkunde).

Welche Milchnahrung ist die richtige?

Im Handel werden Fertigmilchprodukte in verwirrender Vielfalt angeboten. Durch die Einführung des EG-Binnenmarktes gelten für die Einteilung der Babynahrung neue Richtlinien, und die Eltern müssen sich an einige neue Bezeichnungen gewöhnen:

→ «*Säuglingsanfangsnahrung*» ist für das erste Lebensjahr bestimmt. Wurde sie aus Kuhmilch hergestellt, heißt sie «*Säuglingsmilchnahrung*». Die vertrauten Bezeichnungen «adaptiert» und «teiladaptiert» dürfen nicht mehr verwendet werden.

Zur leichteren Unterscheidung werden jetzt die bisherigen adaptierten Nahrungen mit «*Pre*», die bisherigen teiladaptierten Nahrungen mit der Ziffer 1 gekennzeichnet. Der Zusatz «*Pre*» ist also ein Hinweis dafür, daß das Produkt *nur Milchzucker* (Laktose) enthält. Steht aber «*adaptiert*» auf dem Etikett, ist jetzt damit der *Eiweißanteil* gemeint, der nicht höher als 2,5 g je 100 ml sein darf. Die adaptierte Milch kann jetzt neben Laktose auch noch andere Kohlenhydrate enthalten.

Zudem werden nun auch deutsche Milchnahrungen mit den lebensnotwendigen Spurenelementen Zink und Kupfer angereichert. Für den Zucker- und Stärkegehalt sind Höchstmengen und für den Milchzuckergehalt Mindestgrenzen vorgeschrieben.

→ «*Folgenahrung*» ist Flaschennahrung für Babys, die älter als vier Monate sind. Aus Kuhmilcheiweiß hergestellt heißt sie «*Folgemilch*». Sie ist mit der Ziffer 2 gekennzeichnet.

→ «*Antigenreduzierte Nahrungen*» sind für gesunde, aber allergiegefährdete Säuglinge gedacht. Sie tragen meist den Zusatz «*HA*» (hypoallergen) neben dem Produktnamen.

Die Babynahrung auf einen Blick:

Bezeichnung	Merkmale
Säuglingsanfangsnahrung (Säuglingsmilchnahrung) bis zum Ende des 1. Lebensjahres	Zusatz «PRE» oder «1» neben dem Produktnamen
Folgenahrung vom 5. Lebensmonat an	meist Ziffer «2» neben dem Produktnamen
Antigenreduzierte Nahrungen für allergiegefährdete Säuglinge	Zusatz «HA» («hypoallergen») neben dem Produktnamen

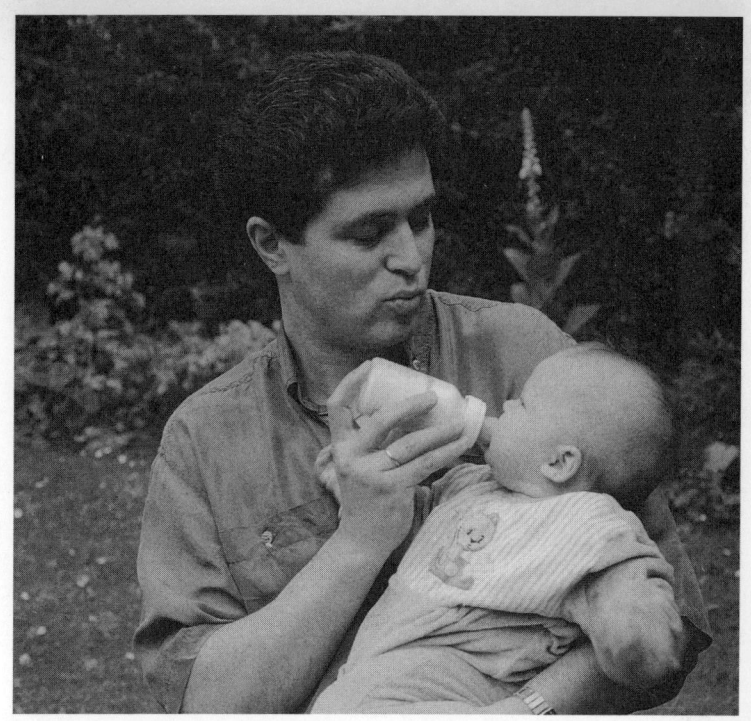

Welche Milch die richtige für Ihr Kind ist, erfahren Sie von Ihrer Hebamme, Ihrem Kinderarzt oder von der Mütterberatung. Auf alle Fälle sollten Sie bei dem einmal gewählten Produkt bleiben, sofern es von Ihrem Kind gut vertragen wird.

Nachfolgend erhalten Sie einen Überblick über die unterschiedlichen Flaschennahrungen.

Säuglingsmilchnahrung mit Milchzucker als einzigem Kohlenhydrat («PRE»)

wird aus Kuhmilch hergestellt. Sie ist in der Nährstoffzusammensetzung und den biochemischen Eigenschaften der Muttermilch weitestgehend angeglichen und wird zudem mit Vitaminen und bestimmten

Mineralstoffen angereichert. Diese Milch darf als einziges Kohlenhydrat Milchzucker enthalten. Deshalb schmeckt sie auch nicht süß. Dieses sollte Sie aber auf keinen Fall dazu verleiten, nachzusüßen. Wegen des geringen Kohlenhydratgehaltes kann es kaum zu einer Überfütterung kommen, und die Milch kann «ad libitum», also nach Wunsch des Säuglings gegeben werden.

Bei der Zubereitung der Säuglingsmilch müssen Sie sich unbedingt an die Herstellerangaben halten. Sollten Sie die vorgeschriebene Milchpulvermenge erhöhen, kann es zu Durchfällen, Blähungen oder chronischen Verstopfungen führen.

Im Vergleich zur Muttermilch ist diese Milchnahrung dünnflüssiger und hat einen geringeren Sättigungswert. Steigen Sie aber keinesfalls zu früh auf die «Milch mit anderen Kohlenhydraten» um. Wenn Sie Ihrem Kind mindestens fünf Mahlzeiten geben, wird diese Milch in der Regel gut vertragen und ist in jedem Fall ausreichend. Übrigens, die Milch mit zusätzlichen Kohlenhydraten hat je 100 ml nur einen um ca. 2 kcal höheren Energiegehalt!

Der hohe Milchzuckeranteil dieser Milch kann bei manchen Babys Bauchweh verursachen, da beim Abbau von Milchzucker im Darm vermehrte Gärungsprozesse und damit Gase entstehen. In diesem Fall können Sie schon frühzeitig, nach Absprache mit Ihrem Kinderarzt, auf die nächste Säuglingsmilch umsteigen.

Säuglingsmilchnahrung mit weiteren Kohlenhydraten («1»)

Im Alter von vier bis fünf Monaten ist der Stoffwechsel des Säuglings so weit ausgereift, daß er die kohlenhydratreichere Nahrung gut vertragen kann. Durch flaschenweises Umstellen innerhalb einer Woche kommt man dem Bedarf des Kindes in diesem Alter nach mehr Eiweiß und Mineralien entgegen. Sie kann bis zum Ende des ersten Lebensjahres gefüttert werden.

Diese Milchnahrung ist dickflüssiger und hält erfahrungsgemäß länger satt. Doch vorsichtig: Halten Sie sich strikt an die Packungsangaben, da es hier eher zu einer Überfütterung des Säuglings kommen kann. Richten Sie sich am besten nach dem noch gesunden Hunger- und Sättigungsverhalten Ihres Kindes und zwingen Sie es nicht dazu, sein Fläschchen auszutrinken.

Folgemilchnahrungen

Sie enthalten in der Regel mehr Eiweiß, Mineralstoffe und Kohlenhydrate und sind somit in ihrer Zusammensetzung am wenigsten der Muttermilch angeglichen. Da hierdurch der Stoffwechsel und die Nieren des jungen Säuglings belastet werden, sollten sie nicht vor dem 5. Lebensmonat gegeben werden. Im übrigen ist die Notwendigkeit, ein Baby mit der süßen Folgemilch zu füttern, fragwürdig. Denn die weniger süße Säuglingsmilchnahrung («1») kann ebenfalls bis zum Ende des ersten Lebensjahres gegeben werden.

Folgemilchnahrungen sollen vor allem eine frühzeitige Fütterung von Vollmilch vermeiden. Denn das Milcheiweiß in pasteurisierter Milch führt weitaus eher zu allergischen Reaktionen beim Säugling als das stärker hitzebehandelte Kuhmilcheiweiß in Folgemilchnahrungen. Zudem kann Vollmilch im ersten Lebensjahr sehr häufig zu Schleimhautschädigungen im Darm und einer damit verbundenen schlechteren Versorgung mit dem kritischen Nährstoff Eisen führen.

Aus der nachfolgenden Tabelle können Sie die wichtigsten Säuglingsmilchnahrungen entnehmen:

Säuglingsmilchnahrung mit Laktose	Säuglingsmilchnahrung mit anderen Kohlenhydraten	Folgemilchnahrung
Aponti Pre	Aponti 1	Aponti 2
Pre-Aletemil	Aletemil 1	Aletemil plus
Pre-Aptamil	Aptamil 1	Aptamil 2
Pre Beba	Beba 1	Beba 2
Pre Hipp	Hipp 1	Hipp 2
Pre-Humana Anfangsnahrung	Humana Dauernahrung Humana baby fit	Humana Folgemilch
Lactana A	Lactana B	Lactana C
	Milumil	Milumil 2 kristallzuckerfrei

Selbstzubereitete Säuglingsmilch

Wenn Sie die industriell gefertigte Flaschennahrung ablehnen und auch aus Kostengründen die Milchnahrung für Ihr Baby lieber selbst herstellen wollen (selbstzubereitete Milch hat nur ein Drittel bis ein Viertel der Kosten von Fertigmilch), so besteht hierzu grundsätzlich die Möglichkeit. Ist Ihr Kind jedoch allergisch vorbelastet, sollten Sie lieber Fertigmilch verwenden.

Kinderärzte lehnen in der Regel das Selbstzubereiten von Säuglingsmilch aus hygienischen Gründen vor dem 6. Lebensmonat ab.

Sollten Sie sich dennoch dazu entschließen und auch bereit sein, den größeren Arbeitsaufwand auf sich zu nehmen, müssen Sie nachfolgende Punkte beachten:

→ Verwenden Sie pasteurisierte Vollmilch und keine Rohmilch. Ebenfalls ungeeignet sind fettarme und sterilisierte Milch. Bedingt geeignet ist H-Milch.

→ Das verwendete Wasser sollte einen Nitratgehalt unter 50 mg/l aufweisen. Wie hoch der Gehalt Ihres Leitungswassers ist, erfahren Sie beim zuständigen Wasserwerk. Sollte der Nitratgehalt zu hoch liegen, verwenden Sie nitratarmes Mineralwasser (siehe auch «Welches Wasser ist das richtige?», S. 71 f.).

→ Nehmen Sie als Süßungsmittel und Energieträger Laktose. Honig ist weniger geeignet, da er aufgrund seiner aromatischen schleimlösenden Verbindungen beim jungen Säugling häufig eine leicht abführende Wirkung hat. Zudem wurde in Honig aus den USA gelegentlich eine Übertragung mit den sehr gefährlichen Botulismussporen beobachtet (siehe hierzu auch «Honig oder Zucker?», S. 173).

→ In den ersten vier Monaten sollten Sie keine Vollkornprodukte aus Weizen, Roggen, Hafer und Gerste verwenden. Diese Getreidesorten enthalten das Eiweiß Gluten, das vor dem 5. Lebensmonat Zöliakie auslösen kann.

→ Da sich durch Verdünnen und Aufkochen der Vitamingehalt der Milch verringert, muß die Milch ab der 6. Lebenswoche mit Vitamin-A-reichen Säften wie z. B. Karottensaft und mit Vitamin-C-haltigen Säften wie z. B. Orangensaft angereichert werden. Fangen Sie mit einem halben Teelöffel pro Flasche an und steigern Sie langsam auf 2 Teelöffel.

→ Da schon kleine Fehler beim Abmessen zu einer Fehlernährung führen können, verwenden Sie am besten eine Digitalwaage.

→ Da die benötigten Mengen für eine Flaschenportion nur sehr schlecht abgewogen werden können, empfiehlt es sich, jeweils die gesamte Tagesportion zuzubereiten. Achten Sie bei der Zubereitung unbedingt auf Hygiene und füllen Sie die Einzelportionen sofort in die bereits sterilisierten Flaschen ab. Verwahren Sie diese gut verschlossen im Kühlschrank (siehe auch «Tips für die Flaschenzubereitung», S. 68).

In der Praxis hat sich das Rezept von Droese und Stolley aus dem Forschungsinstitut für Kinderernährung in Dortmund für die Selbstherstellung von Säuglingsmilch am besten bewährt:

Dosierungstabelle für eine Tagesportion:

Zutaten für 1 Tagesportion

Alter	3. Woche	4.–6. Woche	7.–8. Woche	3. Monat	4. Monat	5. Monat	6. Monat	7.–12. Monat
Vollmilch 3,5 % (ml)	300	350	400	450	500	400	200	200
Wasser (ml)	300	350	400	450	500	400	200	–
Kartoffel- oder Maisstärke (g)	15,0	17,5	20,0	22,5	25,0	20,0	10,0	5,0
Laktose (g)	24,0	28,0	32,0	36,0	40,0	32,0	16,0	8,0
Keimöl (g)	9,0	10,5	12,0	13,5	15,0	12,0	6,0	–
Flaschenmenge/ Tag (ml)	5 x 120	5 x 140	5 x 160	5 x 180	4–5 x 200	3–4 x 200	2 x 200	1 x 200

Ab der 6. Lebenswoche zusätzlich in jede Flasche
5 g Karottenpüree (reine «Frühkarotte» aus dem Gläschen) und 20 g frisch gepreßten Orangensaft (bei Unverträglichkeit auch andere Obstsäfte speziell für Säuglinge mit mindestens 40 mg Vitamin C/100 g Saft)

Zubereitung:
Die Milch mit Wasser verdünnen. Stärke und Laktose mit einem Teil der Flüssigkeit verrühren. Die restliche Flüssigkeit aufkochen. Erst die

Stärke-Zucker-Mischung und dann das Öl in die aufgekochte Flüssigkeit geben und mit einem Mixer oder Schneebesen aufschlagen.

Vom 5. bis zum 9. Lebensmonat kann Stärke durch Schmelzflocken ersetzt werden (in diesem Fall kein Laktosezusatz!). Danach erhält das Baby reine Milch zu trinken.

Antigenreduzierte Nahrungen («HA»)

Allergien nehmen ständig zu. Ob ein Kind eine allergische Krankheit entwickeln wird, ist praktisch schon vor seiner Geburt anhand seiner familiären Vorgeschichte abzuschätzen. Weist einer der beiden Elternteile oder gar beide eine Allergie auf, ist die Wahrscheinlichkeit, daß das Kind ebenfalls eine Allergie «ausbrütet», sehr groß. Aber auch bei Kindern von «unbelasteten» Eltern liegt die Wahrscheinlichkeit, an einer Allergie zu erkranken, bei 10–15 %!

Sollte in Ihrer Familie eine Nahrungsmittelallergie bestehen, dann weisen Sie bereits in der Entbindungsklinik darauf hin. Wenn Sie nicht stillen können oder wollen, wird nämlich dort über die Wahl der geeigneten Flaschenmilch für Ihr Baby entschieden. Zur *Vorbeugung* einer Allergieentwicklung von Neugeborenen aus allergisch belasteten Familien wird in der Regel eine *hypoallergene Anfangsnahrung* auf Molkebasis empfohlen. Sollten Sie «nur» eine Nickelallergie o. ä. haben, ist es jedoch nicht zwingend notwendig, die teurere antigenreduzierte Nahrung zu füttern, da diese häufig neben Laktose auch andere Kohlenhydrate enthält.

Etwa 2 % aller Säuglinge entwickeln *allergische Reaktionen gegen Kuhmilcheiweiß*, die sich in Magen-Darm-Beschwerden (wie Durchfall, Erbrechen und Koliken), Hautausschlägen, Atembeschwerden (wie Bronchitis und Asthma) und anderen Symptomen äußern können. Meistens zeigen sich diese erst beim ersten Kontakt mit der herkömmlichen Flaschennahrung oder mit Kuhmilch.

Da die Kuhmilchallergie eine typische Säuglings- und Kleinkinderallergie ist, ist sie in der Regel nach ein bis drei Jahren, spätestens im sechsten Lebensjahr überstanden. Je eher die Allergie erkannt wird, desto weniger dramatisch ist ihr Verlauf. Wird eine *Kuhmilchallergie* festgestellt, ist es wichtig, *auf kuhmilchhaltige Produkte strikt zu verzichten*.

Für Säuglinge mit einer bestehenden Kuhmilchallergie kommt nur eine *therapeutische Hydrolysatnahrung* in Frage. Diese Nahrungen werden jedoch häufig vom Säugling abgelehnt, da sie einfach scheußlich schmecken. Zudem sind sie sehr teuer (310–390 DM im Monat). Sollte Ihr Kind jedoch zu der Kuhmilchallergie auch eine Sojaallergie aufweisen, muß es leider mit dieser Nahrung vorliebnehmen. Wenn jedoch «nur» eine Kuhmilchallergie oder -unverträglichkeit besteht, haben Sie die Möglichkeit, Ihr Kind mit *Nahrung auf Sojabasis* zu füttern. Diese Produkte sind mit Kalzium angereichert, um den Bedarf des Säuglings an diesem Mineralstoff zu decken. Zudem werden Sojanahrungen mit weiteren Mineralstoffen und Vitaminen angereichert. Die monatlichen Kosten für diese Ersatznahrungen liegen zwischen 70 und 125 DM, je nach Hersteller.

Hersteller von Spezialnahrungen für Allergiker:

Therapeutische Hydrolysatnahrung	Hypoallergene Anfangs-nahrung auf Molkebasis	Anfangsnahrung auf Sojabasis
Nutramigen (Mead Johnson)	Aletemil H. A.	Humana SL
Pregestimil (M. Johnson)	Aptamil Hypoantigen	Multival plus
Alfare	Beba H. A.	Milupa SOM
Pregomin (Milupa)		Pro Sobee (M. Johnson)
Pepti Junior		Sojagen plus (Granovita)

Tips für die Flaschenzubereitung

Egal, ob Sie Fertignahrung verwenden oder Ihre Milch selbst herstellen, sollten Sie die nachfolgenden Punkte beachten:

Das A und O – die Hygiene

Weil das Verdauungssystem des Säuglings im ersten Lebenshalbjahr ungenügend geschützt ist, kann mangelnde Hygiene bei der Flaschenzubereitung zu Durchfällen führen.

Erste Voraussetzung bei der Zubereitung sind daher einwandfrei saubere Flaschen, Sauger, Schraubringe und Schüttelkappen. Die Flaschen und das Zubehör werden *vor* der ersten Benutzung *und nach jeder* Mahlzeit mit kaltem Leitungswasser ausgespült, anschließend mit Geschirrspülmittel und einer dafür vorgesehenen Flaschenbürste gereinigt und mit reichlich Leitungswasser nachgespült. Auch die Sauger werden unter fließendem Wasser abgespült. Bestreuen Sie hin und wieder die Sauger gegen Milchfettrückstände innen und außen mit Salz, kneten Sie sie durch und pressen Sie zum Ausspülen Wasser durch das Saugerloch. Zusätzlich müssen Flaschen und Sauger keimfrei gemacht werden. Hierfür gibt es unterschiedliche Verfahren:

1. Beim *Auskochen* legen Sie beides in einen Kochtopf mit klarem Wasser und lassen es ca. 10 Minuten kochen. Wichtig ist, daß die Flaschen und Sauger ganz mit Wasser bedeckt sind. Anschließend werden die Flaschen mit der Öffnung nach unten auf ein kochfestes sauberes Geschirrtuch oder eine Mullwindel gestellt. Die Sauger verwahren Sie am besten in einem ausgekochten gut verschließbaren Glasgefäß. Diese Methode der Sterilisation ist die preisgünstigste.

2. Einfacher haben Sie es mit einem handelsüblichen *Sterilisationsgerät auf Wasserdampfbasis,* allerdings sind diese Geräte nicht ganz billig. Hier werden die Flaschen 5 Minuten lang im Wasserdampf sterilisiert.

3. Besitzen Sie ein *Mikrowellengerät,* so können Sie hiermit ebenfalls Ihre Babyfläschchen auskochen und erreichen eine etwa vergleichbare Keimreduzierung wie beim Auskochen im Topf. Die Babyflaschen werden hierfür mit Wasser gefüllt und mit dem Schraubnukkel verschlossen. Die Kunststoffkappe wird nur lose aufgelegt. Die

Fläschchen werden einzeln bei voller Leistung je nach Geräteleistung zwei bis drei Minuten erhitzt.

4. Bei der *Dampfdrucksterilisation* werden die Flaschen und Sauger im Schnellkochtopf, der hermetisch abgeschlossen ist, mit hohem Druck und hoher Temperatur sterilisiert. Diese Methode ist nur für Glasflaschen, nicht für Kunststoffflaschen geeignet.

5. *Vermeiden* Sie unter allen Umständen die Keimreduktion in einem *Desinfektionsbad*. Bei dieser Behandlung bleiben immer geringe Anteile der eingesetzten Chlorlösung zurück. Diese Reste können mit den Bestandteilen des Trinkwassers und der Säuglingsnahrung reagieren und gesundheitsschädliche Verbindungen bilden.

6. Beim älteren Säugling *(ab 6 Monate)* können nach gründlicher Vorreinigung Flaschen, Schraubringe und Schüttelkappen in der *Geschirrspülmaschine* auf dem Standardprogramm gereinigt werden.

Weiterhin sollten Sie folgende Punkte beachten:

→ Verwenden Sie für die Zubereitung der Flaschennahrung stets frisch abgekochtes Wasser.

→ Die Nahrung immer unmittelbar vor der Mahlzeit zubereiten. Wird Nahrung für einen ganzen Tag hergestellt, besteht das Risiko von Keimbildung in der Milch. Sollten Sie trotzdem auf Vorrat zubereiten, füllen Sie die Milchnahrung *sofort* in Flaschen ab, verschließen Sie diese gut und kühlen Sie diese umgehend! Die Fläschchen sollten Sie nie länger als 24 Stunden aufbewahren. Prüfen Sie, ob Ihr Kühlschrank durchgehend bei +4 °C kühlt.

→ Nahrungsreste nie wiederverwerten.

→ Pakete mit Fertignahrung nach jedem Gebrauch gut verschließen und trocken lagern.

→ Ersetzen Sie von Zeit zu Zeit, spätestens nach zwei Monaten, die gebrauchten Sauger.

→ Hände, Arbeitsplatz und Küchengeräte stets sauber halten.

Zubereiten und Füttern

Nach Abkühlen des abgekochten Wassers auf etwa 40 °C wird jeweils eine kleine Menge davon in die Flasche gefüllt und die nach Herstellerangabe vorgeschriebene Pulvermenge Fertignahrung zugegeben. Nach kräftigem Durchschütteln wird mit dem abgekochten Wasser auf die

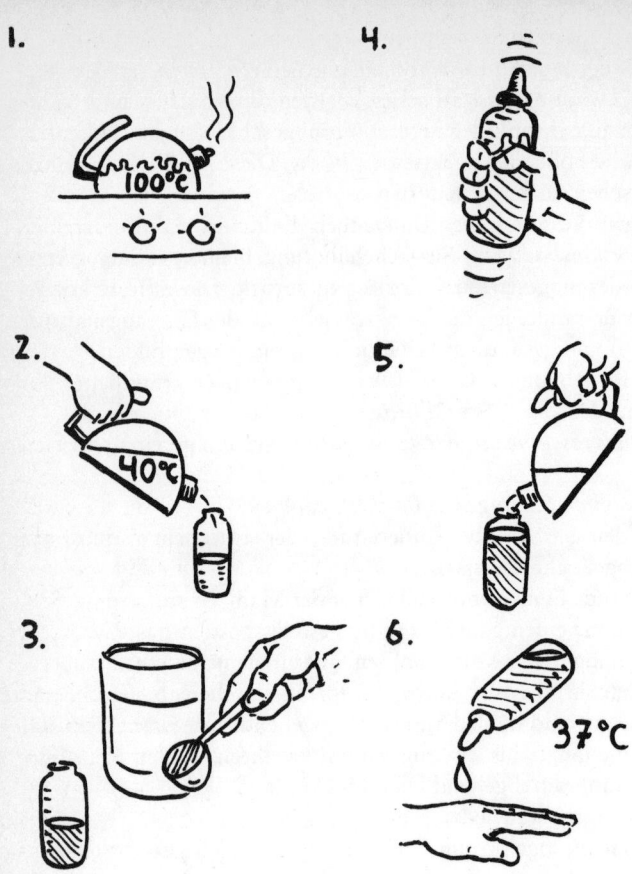

Gesamtflüssigkeitsmenge erhöht. Achten Sie darauf, den beiliegenden gefüllten Meßlöffel mit einem Messerrücken abzustreifen. Bei zuviel Pulver ist der Nährstoffgehalt in der fertig zubereiteten Flasche zu konzentriert und belastet damit Wasserhaushalt und Nieren des Babys. Im Laufe der Zeit kann es sogar zu einer Überernährung führen. Bevor Sie Ihrem Kind die Flasche anbieten, prüfen Sie, ob die Milch geeignete Trinktemperatur (ca. 40°C) hat. Hierfür tropfen Sie bei einer Kunststoffflasche etwas von der Milch auf den Handrücken oder auf die Innenseite des Handgelenks, bei einer Glasflasche drücken Sie den unteren Flaschenteil gegen ihr Augenlid.

Zum Füttern setzen Sie sich bequem hin und halten Ihr Kind leicht aufrecht. Dabei liegt der Kopf ähnlich wie beim Stillen in der Ellenbeuge. Damit es nicht zuviel Luft schluckt, wird die Flasche schräg in der Hand gehalten, so daß der Sauger immer mit Nahrung gefüllt ist. Das Saugerloch muß oben am Gaumen anliegen. Es empfiehlt sich, das Kind immer wechselseitig zu füttern.

Trinkt Ihr Kind sehr hastig, unterbrechen Sie die Mahlzeit kurz und lassen es aufstoßen. Wenn Sie sich selber ruhig und entspannt beim Füttern verhalten, dann überträgt sich diese Stimmung auf Ihr Baby.

Welches Wasser ist das richtige?

Wenn man sich vor Augen hält, daß der Säugling im Vergleich zum Erwachsenen etwa 10mal soviel Wasser aufnimmt, kommt der Qualität des Trinkwassers eine besondere Bedeutung zu. Für die Zubereitung von Flaschennahrung *für gesunde Säuglinge* sollte deshalb nur abgekochtes Leitungswasser mit einem *Nitratgehalt unter 50 mg/l* verwendet werden. Sollte eine *Erkrankung des Magen-Darm-Traktes* vorliegen, darf das Wasser *nicht mehr als 10 mg/l Nitrat enthalten,* da die Gefahr einer Nitritbildung im Verdauungstrakt besteht.

Nitrat ist zwar ein natürlicher Bestandteil von Boden, Wasser und Pflanzen, aber durch die Überdüngung in der Landwirtschaft können überhöhte Nitratgehalte im Trinkwasser erreicht werden, welche dem Baby gefährlich werden können: Durch Keime im Wasser oder unsauberes Arbeiten bei der Flaschenzubereitung kann Nitrat zu Nitrit umgewandelt werden, welches den Sauerstofftransport im Blut des Babys behindert. Dieses kann zur Blaufärbung von Lippen, Haut und Nägeln (Blausucht) oder in schlimmen Fällen gar zum Ersticken führen. Vergewissern Sie sich bei Ihrem zuständigen Wasserwerk oder Gesundheitsamt über die Qualität Ihres Wassers. Liegen die Werte über dem gesetzlich festgelegten Grenzwert von 50 mg/l Nitrat oder liegen in Ihrem Haus alte Blei- oder Kupferrohre, dann kommt für Ihr Baby nur Mineralwasser, das für die Zubereitung von Säuglingsernährung geeignet ist, in Frage.

Sollten in Ihrem Haushalt verzinkte Rohrleitungen neuverlegt worden sein, kann das Leitungswasser erhebliche *Nitrit* konzentrationen aufweisen. Nitrit ist in der Regel nur in Spuren im Leitungswasser anzutreffen, durch die Zinkschicht wird jedoch das vorhandene Nitrat zu Nitrit umgewandelt. Besonders in Wasser, welches über Nacht in der Leitung gestanden hat, wird vermehrt Nitrit gebildet. Deshalb sollten Sie das erste Wasser nicht für Babys Fläschchen, sondern zum Blumengießen oder zu Reinigungszwecken verwenden.

Wenn Sie aufgrund Ihrer schlechten Trinkwasserqualität auf Mineralwasser zurückgreifen müssen, achten Sie darauf, daß es den Hinweis «geeignet für die Zubereitung von Säuglingsnahrung» trägt. Diese Wässer enthalten garantiert höchstens 10 mg/l Nitrat und 0,02 mg/l Nitrit und zudem unter 20 mg Natrium, 240 mg Sulfat und 1,5 mg Fluorid je Liter. Die Beachtung des Natriumgehaltes ist deshalb wichtig, weil der Säugling noch nicht in der Lage ist, überschüssiges Natrium über die Niere auszuscheiden.

Da für die Mineralbrunnen der Hinweis auf Eignung für die Zubereitung von Säuglingsnahrung auf Freiwilligkeit beruht, können durchaus Wässer auf dem Markt angeboten werden, die diesen Hinweis auf dem Etikett nicht ausdrücklich tragen, aber dennoch für die Säuglingsernährung geeignet sind.

Das Forschungsinstitut für Kinderernährung, Dortmund hat eine Liste der Mineralwässer zusammengestellt, die den o. g. Anforderungen genügen (Stand Sommer 1991):

Adelholzener Primus-Quelle, Bad Nieratz Quelle Natürliches Mineralwasser, Brunnthaler, Diemeltaler Quelle, Dietenbronner, Eichenzeller Naturbrunnen, Elisabethen Quelle, Finkenbach Quelle, Medium, Fürst Bismarck Quelle, Gundelfinger Aloisius Quelle, Haltern Quelle, Ileburger Schloßbrunnen, Jakobus natürliches Mineralwasser, Kirkeler Waldquelle Stilles Mineralwasser, Köllertaler Sprudel, Köllertaler Still, Kreuzwald Quelle, Krumbach Sprudelwasser, Labertaler Stephanie Brunnen, Lichtenauer Mineralquelle, Lichtenauer Stille Quelle, Lieler Schloßbrunnen, Ludwig I. Quelle, Magnus Quelle, Mozart Quelle, Natürliches Mineralwasser Waldquelle, Randegger Ottilien Quelle, Remus Mineralwasser, Remus Quelle, Rilchinger Gräfin Marien Quelle, Sailaufer Mineralbrunnen, Schloß Quelle, Siegsdorfer Petrusquelle, Silberquell Naturbrunnen, Silvana Ursprung, Höllen Sprudel, Sodenthaler Andreas-Quelle, Staatl. Bad Brückenauer Mineralwasser, Stiller Quell Vilsa, Uttinger Keltenbrunnen, Vilsa Brunnen, Weißenberger Quelle, Wittenseer Quelle.

Mineralwasser, insbesondere stilles Wasser, sollte direkt vor der Flaschenzubereitung abgekocht werden. Nach der Entnahme muß die Flasche gut verschlossen im Kühlschrank aufbewahrt werden.

Wie viele Fläschchen pro Tag?

Was beim Stillen ganz selbstverständlich ist, nämlich das Trinken nach
Bedarf, ist beim Flaschenfüttern genauso möglich. Die meisten Säuglingsmilchnahrungen sind heute so, daß Sie Ihr Kind wie beim Stillen
damit nicht überfüttern können, wenn Sie sich an die Packungsanwei-
sungen halten. In der ersten Zeit ist es durchaus normal, wenn das
Baby sechs bis acht Flaschen täglich trinkt. Nach einer gewissen Zeit
werden sich die Mahlzeiten auf fünf bis sechs einpendeln. Jedes Baby
hat da sein eigenes Trinkverhalten. Wie beim Erwachsenen ist auch
beim Baby der Hunger nicht täglich gleich. Es macht also gar nichts,
wenn es mal seine Flasche nicht austrinken mag. Die nachfolgenden
Trinkwerte sollen deshalb auch nur durchschnittliche Richtwerte sein.

Trinkmengen: Wieviel Milchnahrung braucht ein Flaschenkind?
(nach Empfehlungen der Firma Milupa)

Lebensalter	Zahl der Mahlzeiten	Milchtrinkmenge pro Mahlzeit	Milchtrinkmenge pro Tag
1. Woche	5–8	nach Anweisung des Arztes	
2. Woche	5–8	100 ml	500 ml–600 ml
3. Woche	5–8	115 ml	500 ml–650 ml
4. Woche	5–8	135 ml	550 ml–700 ml
5. u. 6. Woche	5–8	150 ml	600 ml–750 ml
7. u. 8. Woche	5	165 ml	700 ml – 850 ml
3. Monat	5	185 ml	750 ml–900 ml
4. Monat	4–5	200 ml	750 ml–850 ml
5. Monat	4	215 ml	650 ml–800 ml
6. Monat und später	2	235 ml	400 ml–500 ml

Im Gegensatz zum Stillen ist *der Stuhl des Kindes bei der Flaschener-
nährung* meist fester, pastenartig und hellgelb bis lehmbraun. Hat Ihr
Kind Probleme mit der Verdauung, besprechen Sie dieses mit Ihrem
Kinderarzt und wechseln Sie ggf. das Fertigpräparat.

Flasche und Sauger

Bei der Auswahl der Babyflaschen sollten Sie darauf schauen, daß sie bis 120 °C hitzebeständig sind. Kunststoffflaschen sind zwar leicht und unzerbrechlich, verfärben sich dafür im Gegensatz zur Glasflasche nach längerem Gebrauch durch Obstsäfte und Tees. Ebenso gibt es bei den Saugern zwei unterschiedliche Materialien auf dem Markt: Silikon und Kautschuk. Während die Kautschuksauger nach ca. 2 Monaten auszuwechseln sind, haben die teureren Silikonsauger eine längere Lebensdauer. Allerdings sollten Sie diese auch ständig kontrollieren. Wenn sie Riefen oder Bißstellen aufweisen, müssen sie ausgewechselt werden, da sich das gesundheitsschädliche Silikon herauslösen kann. Ob Sie einen runden, der Brustwarze angenäherten Sauger oder einen flachen verwenden, ist ebenso wie die Entscheidung für das eine oder andere Material abhängig vom persönlichen Geschmack. Die Art und Größe des Saugerloches sollte allerdings der Nahrung und dem Trinkverhalten angepaßt werden. Je nach Nahrung (Tee oder Brei) werden im Handel Sauger mit unterschiedlichen Lochgrößen angeboten. Da kräftiges Saugen für die Entwicklung von Kiefer und Zähnen wichtig ist, darf der Sauger dem Baby das Trinken nicht zu einfach machen. Das Saugloch muß so eng sein, daß die Flüssigkeit langsam und stetig tropft und nicht fließt, wenn man die Flasche auf den Kopf stellt.

Das Fläschchen in der Mikrowelle

In der vergangenen Zeit ist es häufig durch die Presse gegangen, daß Babynahrung und Säuglingsmilch keinesfalls in der Mikrowelle erwärmt werden dürfen. Dieses hat zu einer großen Verunsicherung von Müttern geführt, da viele glauben, daß die Mikrowelle die Inhaltsstoffe der Milch negativ verändert. Der Grund der Warnung vor der Mikrowelle ist jedoch ein anderer. In der Mikrowelle kann es häufig, je nach Gerät, zur ungleichmäßigen Erwärmung des Lebensmittels kommen. Das Fläschchen kann sich *außen* kalt anfühlen, die Milch *in* der Flasche kann aber für das Baby zu heiß sein. Deshalb ist es besonders wichtig, wenn Sie die Milchnahrung mit der Mikrowelle erwärmen, das Fläschchen hinterher gründlich zu schütteln, um eine ausreichende Temperaturverteilung sicherzustellen. Wählen Sie zum Erwärmen eine niedrige Mikrowellenleistung (ca. 200 W), dann wird die Milch langsam und gleichmäßiger erwärmt. Zum Erwärmen von 100 ml kühlschrankkalter Milch auf 30–40 °C benötigen Sie je nach Gerätetyp ca. 1 Minute.

Beachten Sie auf alle Fälle die Sicherheitshinweise und die Gebrauchsanweisungen des Herstellers!

Auf Reisen und unterwegs

Hygienische Vorsichtsmaßnahmen sind besonders zu beachten, wenn Sie mit Ihrem Kind längere Zeit unterwegs sind oder gar verreisen. Ganz unproblematisch ist es, solange Sie noch stillen. Bei Flaschenernährung sollten Sie abgekochtes Wasser mit einer Temperatur von 40 °C in einer Thermoskanne mitnehmen. Die Fertignahrung belassen Sie am besten fest verschlossen in der Originalverpackung. Die hygienisch einwandfrei gereinigten Flaschen und Sauger gehören in ein extra dafür vorgesehenes Gefäß. Unterwegs können Sie dann bei Bedarf die Flaschenmahlzeit zubereiten und verfüttern. Dieses ist die bakteriologisch sicherste Methode. Nehmen Sie lieber eine etwas zu kalte, aber hygienisch einwandfreie Mahlzeit in Kauf, als die trinkfertige Nahrung stundenlang warmzuhalten.

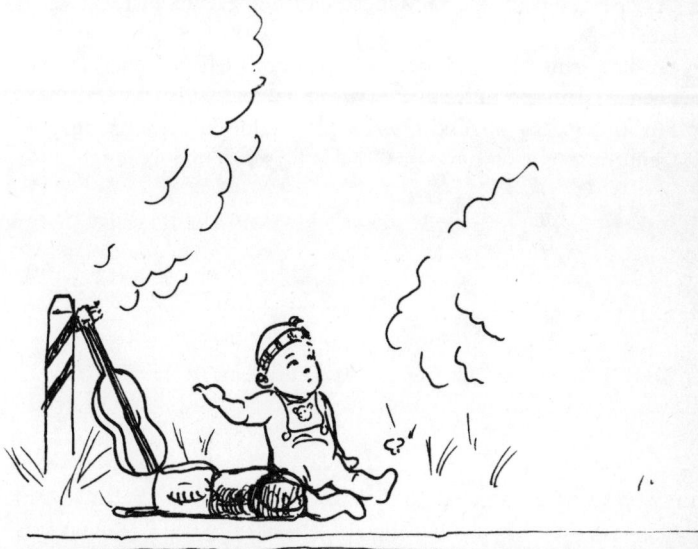

Zusammenfassung

◆ *Säuglingsmilchnahrung mit Laktose als einzigem Kohlenhydrat nie* mit Schleim andicken,

◆ kann wie Muttermilch gehandhabt, also nach Wunsch gefüttert werden.

◆ *Säuglingsmilchnahrung mit weiteren Kohlenhydraten* sollte nach einem gewissen Rhythmus gefüttert werden (Überfütterungsgefahr!).

◆ Notwendigkeit von Folgemilch ist fragwürdig.

◆ Selbsthergestellte Säuglingsmilch bietet lediglich finanzielle Vorteile.

◆ Gabe milchfreier Ersatznahrungen oder hypoallergener Nahrungen immer mit dem Kinderarzt besprechen!

◆ Fläschchen und Zubehör müssen im 1. Lebenshalbjahr ausgekocht und sterilisiert werden!

◆ Vor dem Füttern die Milch immer auf geeignete Trinktemperatur überprüfen!

◆ Für die Flaschenzubereitung nur *abgekochtes* Leitungswasser mit einem Nitratgehalt unter 50 mg/l oder *abgekochtes* Mineralwasser, das für die Säuglingsernährung geeignet ist, verwenden!

◆ Bei Erwärmen von Säuglingsmilch in der Mikrowelle Fläschchen gut durchschütteln!

◆ Für unterwegs abgekochtes Wasser und Pulvernahrung getrennt mitnehmen und vor Ort das Fläschchen zubereiten.

Beikost

Von Kinderärzten und Ernährungswissenschaftlern wird empfohlen, nach 4 bis 6 Monaten das Baby schrittweise abzustillen bzw. von der Flaschenkost langsam auf die Beikost umzustellen. Die Gründe hierfür:

→ Wenn Sie Ihr Kind stillen, reicht nach 4 bis 6 Monaten der Protein-, Eisen- und Energiegehalt der Muttermilch zur alleinigen Versorgung des rasch wachsenden Säuglings nicht mehr aus.

→ Gleichzeitig laufen in diesem Alter entscheidende psychische Entwicklungen ab, so daß das Kind nun auch von sich aus bereit ist, sich von der engen Mutter-Kind-Beziehung zu lösen.

→ Das kindliche Abwehrsystem funktioniert schon besser, so daß durch Fremdeiweiße nicht mehr so schnell Allergien ausgelöst werden können.

→ Der Saug-Schluck-Reflex erlischt langsam.

→ Der Wunsch, alles in den Mund zu stecken, sowie der Durchtritt der ersten Zähne häufig zum gleichen Zeitpunkt zeigt die Bereitschaft des Kindes, zu kauen und vom Löffel zu essen.

Die Aufgabe der Beikost ist, den steigenden Nährstoffbedarf des Säuglings zu decken, aber auch gleichzeitig seine Darmfunktionen zu regulieren. Eine zu frühe Umstellung auf Beikost kann sich jedoch eher nachteilig auf die Gesundheit Ihres Kindes auswirken, denn:

→ Durch artfremdes Eiweiß können vermehrt Allergien ausgelöst werden. Das Verdauungs- und Immunsystem des Säuglings ist vor dem 4. Lebensmonat noch sehr unreif.

→ Hierdurch wird Eisen aus der Muttermilch vom Baby schlechter aufgenommen.

→ Babys können fettsüchtig werden, da durch die Nährstoffkonzentration der festen Kost meist mehr Energie zugeführt wird.

→ Das Kind erhält zuviel Kochsalz und Zucker, besonders wenn zu früh vermehrt Fertigkost gefüttert wird.

→ Der natürliche Saugreflex kann verlorengehen.

Gehen Sie jedoch bei der Wahl des richtigen Zeitpunktes auf die Bedürfnisse Ihres Kindes ein. Manche Babys zeigen mit vier Monaten starkes Interesse an fester Nahrung, andere brauchen ein paar Wochen länger, um die Löffelfütterung anzunehmen. Falls Ihr Kind nicht so sehr von der neuen Kostform begeistert ist, sollten Sie, insbesondere wenn es krank ist oder bei Umbruchsituationen wie z. B. Umzug oder veränderten Familienverhältnissen, die Umstellung etwas verschieben. Ein Baby kann durchaus die ersten sechs Monate von Milchnahrung allein leben und sich dabei bester Gesundheit erfreuen. Besonders Babys aus Allergikerfamilien kommt eine spätere Einführung der Beikost zugute.

Das Problem mit dem Löffel

Bei der Umstellung von flüssiger Nahrung auf feste Kost bedarf es einiger Geduld. Das Kind soll sich vom Saug-Schluck-Reflex auf die Kau-Schluck-Bewegung umstellen, was natürlich einige Übung benötigt. Die erste Begegnung mit dem Löffel kann daher für Sie enttäuschend sein, weil das Baby Ihnen vielleicht den ganzen Brei entgegenspuckt. Deshalb sollten Sie die ersten Löffelversuche am besten in der Küche unternehmen und sich selbst auch mit einem «Lätzchen» oder Handtuch bewappnen.

Nachfolgende Tips mögen Ihnen bei den ersten Eßversuchen Ihres Kindes mit dem Löffel hilfreich sein:

→ Benutzen Sie einen schmalen, abgerundeten Löffel. So kann das Kind den Brei zunächst lutschen.

→ Fangen Sie mit einigen Löffeln Karottenmus vor der Milchmahlzeit an. Karotten eignen sich hervorragend als erstes Nahrungsmittel, da sie einerseits wegen ihres süßlichen Geschmacks vom Säugling meist akzeptiert werden, zudem gute Vitamin-A-Lieferanten sind und stuhlregulierend wirken. Bei sehr ungeduldigen «hungrigen

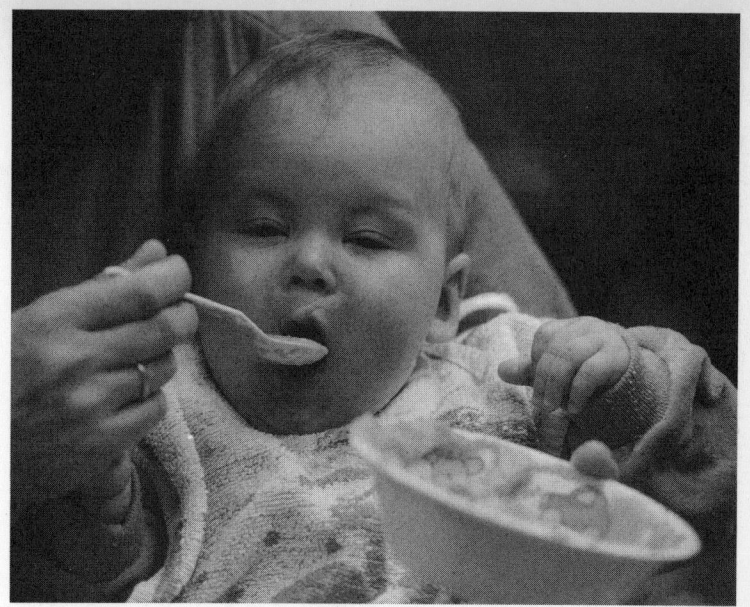

Mäulern» empfiehlt es sich allerdings, erst die Brust oder die Flasche zu geben und dann mit dem Löffel zu füttern.

→ Falls der Brei gänzlich abgelehnt wird, zwingen Sie ihn nicht in Ihr Kind hinein. Versuchen Sie es lieber nach einigen Tagen erneut.

→ Versuchen Sie es mit aufgeschlagenem Bananenmus, falls es mit dem Löffel nicht klappt. Banane schmeckt süß wie Muttermilch. Einige Mütter berichten, daß sie ihr Kind nur zum Gemüsebrei «überreden» konnten, wenn sie ihm Banane zugesetzt haben (so entstehen dann solche Kombinationen wie z. B. Karotten-Bananen-Brei).

→ Steigern Sie nach und nach die Menge, bis Sie am Ende des Monats eine Milchmahlzeit durch die Breimahlzeit ersetzt haben.

→ Notfalls können Sie den Brei auch mit der Flasche oder einem Trinkbecher geben.

Tip: Karottenflecke lassen sich gut entfernen, wenn Sie die beschmutzte Kleidung in die Sonne hängen. Scheint keine Sonne, leistet Gallseife gute Dienste.

Ernährungsfahrplan für das erste Lebensjahr

Im Alter von vier bis sechs Monaten sollte mit dem schrittweisen Ersatz der Milchnahrung begonnen werden. Monat für Monat wird eine Milchmahlzeit durch eine Beikostmahlzeit ersetzt, und das Kleinkind wird bis zum Ende des ersten Lebensjahres am Familienessen teilnehmen.

Lebensalter	Zahl der Mahlzeiten	Milchtrinkmenge pro Tag (Muttermilch oder Milchnahrung)	Gemüse-Kartoffel-Mahlzeit	Getreide-Obst-Brei	Getreide-Milch-Brei
2. Woche	ca. 5–8	450–600 ml			
3. Woche	ca. 5–8	500–650 ml			
4. Woche	ca. 5–8	550–700 ml			
5. Woche	ca. 5–8	600–750 ml			
6.–8. Woche	ca. 5	700–850 ml			
3. Monat	5	750–900 ml			
4. Monat	4–5	750–850 ml			
5. Monat	4–5	650–800 ml	Zu Beginn Karottenmus, später Gemüse-Kartoffel-Mahlzeit bis 150 g, an 2–3 Tagen 20 g Fleisch plus 30–50 g Obstmus		
6. Monat	4	550–650 ml	Gemüse-Kartoffel-Mahlzeit 150–200 g, an 2–3 Tagen 30 g Fleisch plus 30–50 g Obstmus	Getreide-Obst-Brei ohne Milch 200–250 g	
7.–9. Monat	4	250 ml Vollmilch und 250 ml Vollmilch für Brei	Gemüse-Kartoffel-Mahlzeit 200–250 g, 2–3 mal in der Woche 40 g Fleisch 1mal in der Woche ein gekochtes Eigelb	Getreide-Obst-Brei ohne Milch 200–250 g	Milchbrei mit Fruchtsaft 200–250 g
10.–12. Monat	4	Zusammensetzung ähnlich wie im 7.–9. Monat, schrittweise Übergang auf salzarme Erwachsenenkost und Lebensmittel zum Kauen (z. B. Brot), aus der Tasse trinken.			

Als erster Brei sollte ein Gemüse-Kartoffel-Fleisch-Brei eine Milchmahlzeit ersetzen. Einen Monat später folgt ein milchfreier Getreide-Obst-Brei für nachmittags, und nach einem weiteren Monat beginnen Sie mit einem Vollmilch-Getreide-Brei für den Abend. Als vierte Mahlzeit verbleibt bis zum Ende des ersten Lebensjahres eine Milchmahlzeit, entweder Muttermilch oder Flasche. Das Kind kann aber ebensogut Vollmilch aus der Tasse trinken und dazu Brot essen.

Übergang von Säuglingsnahrung auf das Familienessen

Säuglingsnahrung		Familienessen
Milchflasche	➤	Frühstück (Brot, Milch)
Gemüse-Kartoffel-Fleisch-Brei	➤	warmes Mittagessen
milchfreier Getreide-Obst-Brei	➤	zwei Zwischenmahlzeiten
Vollmilch-Getreide-Brei	➤	Abendessen (Brot, Milch)

Der Gemüsebrei am Mittag

Von unseren Müttern wurde früher als erstes die Abendmilchmahlzeit durch einen Vollmilch-Getreide-Brei ersetzt, weil man erreichen wollte, daß die Kinder frühzeitiger durchschlafen. Heute weiß man, daß es aus ernährungswissenschaftlicher Sicht richtiger ist, als erste Mahlzeit den Gemüse-Kartoffel-Fleisch-Brei zu Mittag einzuführen. Denn im Alter von vier bis sechs Monaten sind die während der Schwangerschaft angelegten Eisenspeicher des Säuglings langsam aufgebraucht, und zudem sinkt ebenfalls der Eisengehalt der Muttermilch. Aus diesem Grunde ist es nun wichtig, auf eine ausreichende Eisenzufuhr mit der Nahrung zu achten. Dieses kann in idealer Weise durch den Gemüse-Fleisch-Brei erreicht werden. Zum einen liefert er gut ausnutzbares Eisen aus Fleisch, und gleichzeitig fördert das Fleischeiweiß die Eisenresorption aus den anderen pflanzlichen Nahrungsbestandteilen. Dieses kann der Vollmilch-Getreide-Brei nicht, weil das Getreideeisen für den Körper nicht so gut verwertbar ist und die Milch zudem die Eisenaufnahme behindert. Außerdem würden, bei einer zu frühen Einfüh-

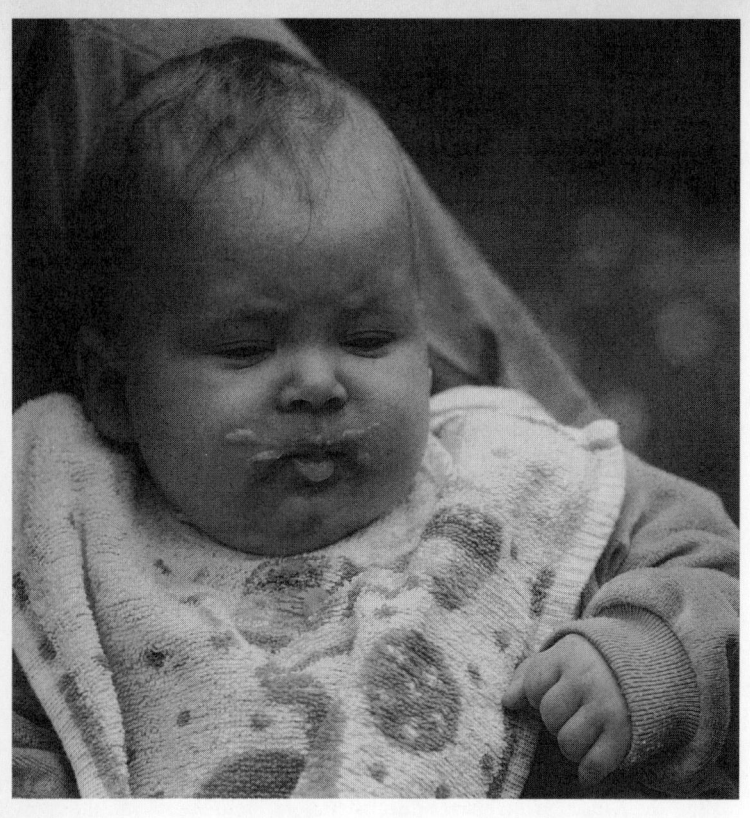

rung des Vollmilch-Getreide-Breis, dem Säugling zu viele Kohlenhydrate zugeführt werden, was zu Übergewicht führen kann.
Folgende Zahlen sprechen für sich und verdeutlichen den Stellenwert
der Gemüsemahlzeit am Mittag: Sie liefert nur ca. 20 % der Gesamt-
nahrungsmenge und ca. 30 % der Gesamtkalorien, aber 50–75 % der
Versorgung mit den Vitaminen A, B_1 und B_6, den Mineralstoffen Kalium und Magnesium und sogar 90–100 % der Versorgung mit Eisen,
Ballaststoffen und Mangan.

So gehen Sie vor:

➔ Beginnen Sie mit einigen Löffeln Karottenmus vor der Milchmahlzeit und steigern Sie langsam die Menge, bis Sie die Milchmahlzeit
vollständig ersetzt haben (siehe hierzu auch Kapitel «Abstillen»,
S. 52). Es ist ratsam, hierfür mindestens im ersten Lebenshalbjahr
Frühkarotten aus dem Gläschen ohne Zusatz von Zucker und Salz
zu verwenden. Da Gläschenkost der strengen Diätverordnung un-
terliegt, gewährleistet sie einen Nitratgehalt unter 250 mg/kg ver-
zehrfertiges Erzeugnis. Das angebrochene Gläschen sollte im Kühlschrank aufbewahrt und spätestens nach 2 Tagen aufgebraucht
werden.

➔ Hat sich der Säugling an das Karottenmus gewöhnt, werden auf
100 g Karottenmus 50 g gemuste Kartoffeln und ein Eßlöffel (10 g)
Butter oder Keimöl im Wechsel zugefügt. Das Kartoffeleiweiß ist
gerade in Kombination mit der Muttermilch besonders wertvoll.

➔ Viele Mütter machen den Fehler, schon bei den Babys Fett einspa-
ren zu wollen. Doch der Säugling benötigt für sein gutes Gedeihen
hochwertige Fette. Sie sind leicht verdaulich und liefern neben der
Energie fettlösliche Vitamine und die für den Säugling lebensnotwendige Linolsäure. Geeignete Keimöle sind Sonnenblumenöl,
Maiskeimöl sowie Sojaöl.

➔ Ein Salzen der Gemüsemahlzeit ist nicht notwendig. Zuviel Salz
belastet die Nieren des Säuglings. Auch wenn Ihnen die Speisen zu
lasch schmecken, Ihr Kind wird es nicht so empfinden.

➔ Um die Eisenresorption aus der Gemüsemahlzeit zu erhöhen, sollten Sie Ihrem Kind anschließend 5–10 Teelöffel frisch geriebenen
Apfel als Dessert reichen. Gleiches kann aber auch erreicht werden,
wenn Sie in den Gemüsebrei z. B. etwas Orangensaft, Sanddorn-
elixier oder -fruchtzubereitung (hat einen sehr hohen Vitamin-C-
Gehalt und ist im Reformhaus erhältlich) geben.

Es ist durchaus normal, daß sich der Stuhl des Kleinkindes bei der
Einführung von Beikost verändert. Besonders bei reiner Karottenfütte-
rung kann er selbst bei Kindern, die vorher mehrmals täglich dünn-
flüssigen Stuhl hatten, einige Tage ausbleiben.

Geeignete Gemüsesorten – das Nitratproblem

Nitrat ist neben Licht, Wasser und Sauerstoff der wichtigste Nährstoff für alle Pflanzen und damit ein natürlicher Bestandteil im Gemüse. Es gibt von Natur aus nitratarme oder nitratreiche Sorten sowie auch nitratärmere und -reichere Pflanzenteile. Durch die intensive Landwirtschaft und besonders durch die übermäßige Düngung sind jedoch die Nitratwerte in den einzelnen Gemüsesorten teilweise so stark erhöht, daß ihr Verzehr besonders für einen Säugling gesundheitsschädlich sein kann. Ein Teil des aufgenommenen Nitrats wird in der Mundhöhle und beim Säugling aufgrund noch mangelnder Säureproduktion teilweise zusätzlich auch im Magen in Nitrit umgewandelt. Dieses gelangt einerseits in die Blutbahn und behindert dort den Sauerstofftransport, wodurch es zur Blausucht bis hin zum Erstickungstod kommen kann. Wenn auch diese akute Form der Vergiftung heute kaum noch vorkommt, darf die sich im Vorfeld der Vergiftung abspielende Behinderung des Sauerstofftransports nicht unterschätzt werden.

Andererseits können sich aus Nitrit und bestimmten aus der Nahrung stammenden Eiweißabbauprodukten, den Aminen, krebserregende Nitrosamine bilden. Während die Nitritbildung für den Erwachsenen keine große Gefahr darstellt, ist sie es aber für den Säugling.

Deshalb ist streng darauf zu achten, dem Säugling mit dem Trinkwasser (siehe Kapitel «Welches Wasser ist das richtige?») und der Nahrung sowenig Nitrat wie möglich zuzuführen. Im ersten Lebenshalbjahr sollte es deshalb ausschließlich Gemüse aus dem Gläschen, angereichert mit Kartoffeln oder Getreide aus kontrolliertem Anbau, erhalten. Die Industrieprodukte wie z.B. Gemüsezubereitungen mit Fleisch unterliegen strengen Anbauregeln und Kontrollen und dürfen den speziell für Säuglinge festgelegten Grenzwert von 250 mg/kg nicht überschreiten.

Aus der nachfolgenden Tabelle können Sie die Nitratgehalte der verschiedenen Gemüsesorten entnehmen. Für den Speiseplan Ihres Babys im 2. Lebenshalbjahr eignen sich allerdings nicht alle Gemüsesorten gleichermaßen. So sollten stark blähende Sorten erst zum Ende des 1. Lebensjahres behutsam eingeführt werden. Hülsenfrüchte wie z.B. Linsen sollten erst im 2. Lebensjahr gegeben werden.

Oxalsäurereiche Sorten sind ebenfalls nur bedingt geeignet und sollten wenn, dann am besten mit Milch zubereitet werden.

Vermeiden Sie *besonders im Winter,* da dann von den Pflanzen am meisten Nitrat gespeichert wird, dem Kind Gemüsesorten mit hohem Nitratgehalt anzubieten. Kombinieren Sie nitratreiche Gemüsesorten immer nur mit nitratarmen Sorten. Unter den Gemüsesorten nimmt, neben *roter Bete, Rettich, Radieschen, Feld- und Kopfsalat (!), Spinat* mit einem Spitzenwert von 4000 mg/kg Nitrat eine Sonderstellung ein. Damit *übersteigt der Nitratgehalt bei weitem den für Säuglingsnahrung festgelegten Grenzwert* von 250 mg/kg Nitrat. Füttern Sie deshalb Ihr Kind bis zum 3. Lebensjahr bitte nur mit Spinat in Form von Babyfertigmenus aus dem Glas!

Nitratgehalte in Gemüsesorten

(in Anlehnung an «Nitrat in Wasser und Gemüse», Verbraucher-zentrale Düsseldorf, NRW + Nieders., 1993, 5. Aufl.)

Hohe Nitratgehalte (durchschnittlich über ca. 1000 mg/kg)	Mittlere Nitratgehalte (durchschnittlich 500–1000 mg/kg)	Niedrige Nitratgehalte (durchschnittlich unter 500 mg/kg)
Feldsalat	Chinakohl	Auberginen
Kopfsalat	Eisbergsalat	Bohnen[1]
Kresse	Endivie	Blumenkohl
Mangold[2]	Fenchel	Brokkoli
Radieschen	Frisée	Chicorée
Rettich	Grünkohl[1]	Erbsen[1]
Rhabarber[2]	Kohlrabi[5]	Gurken
Rote Bete	Sellerie[4]	Kartoffeln
Spinat[2]	Steckrübe[5]	Keimlinge
	Weißkohl[1]	Kürbis
	Wirsing	Möhren
	Zucchini	Paprika[3,4]
		Pastinaken
		Pilze[3]
		Porree/Lauch
		Rosenkohl[1]
		Rotkohl[1]
		Schwarzwurzeln
		Spargel[2]
		Tomaten[2,4]

1 = stark blähend
2 = oxalsäurereich
3 = schwer verdaulich
4 = Vorsicht bei Allergikern
5 = teilweise mit *hohen* Nitratwerten anzutreffen (bes. im Winter)

Gemüsekalender

Gemüse	Jan.	Febr.	März	Apr.	Mai	Juni	Juli	Aug.	Sept.	Okt.	Nov.	Dez.
Artischocken	♦	♦	♦	♦	♦					♦	♦	♦
Auberginen	◇	◇	◇	◇	♦	♦	♦	♦	◇	◇		
Batavia	◇	◇	◇	◇	♦	♦	♦	♦	♦	◇	◇	◇
Bleichsellerie/Staudensellerie	♦	♦	♦	♦	♦	♦	♦	♦	♦	♦	♦	♦
Blumenkohl	◇	◇	♦	♦	◇	◇	♦	♦	♦	♦	♦	◇
Bohnen, grün			◇	◇	◇	◇	♦	♦	♦	◇	◇	◇
Broccoli/Spargelkohl		◇	◇	◇	♦	♦	♦	♦	◇	◇	◇	
Champignons	◇	◇	◇	◇	◇	◇	◇	◇	◇	◇	◇	◇
Chicorée	♦	♦	♦	♦	◇				◇	◇	♦	♦
Chinakohl	♦	♦	♦	◇	◇				◇	♦	♦	♦
Eichblattsalat				◇	♦	♦	♦	♦	♦	◇		
Einlegegurken						◇	◇	♦	♦	♦	◇	
Eisbergsalat	◇	◇	◇	◇	♦	♦	♦	♦	♦	♦	◇	◇
Endiviensalat/Eskariol	◇	◇	◇	◇				◇	♦	♦	♦	◇
Erbsen, grün				◇	◇	♦	♦	♦	◇			
Feldsalat/Rapumzel	◇	◇	◇						◇	♦	♦	♦
Fenchelgemüse	◇	◇	◇	◇	◇	◇			◇	◇	◇	◇
Grünkohl	♦	♦	◇	◇						♦	♦	♦
Kohlrabi		◇	◇	◇	◇	♦	♦	◇	◇	♦	◇	
Kopfsalat	◇	◇	♦	♦	♦	♦	♦	♦	♦	◇		
Kürbis						◇	◇	♦	♦	♦	♦	◇
Lollo Rossa	◇	◇	◇	◇	♦	♦	♦	♦	♦	◇	◇	◇
Meerrettich	◇	◇	♦	♦	♦					◇	♦	♦
Wasser-/Zuckermelonen	◇	◇	◇	◇	◇	♦	♦	♦	♦	♦	◇	◇

Gemüsekalender

Gemüse	Jan.	Febr.	März	Apr.	Mai	Juni	Juli	Aug.	Sept.	Okt.	Nov.	Dez.
Möhren	◆	◆	◆	◆	◆	◇	◇	◇	◇	◇	◇	◆
Paprikaschoten	◇	◇	◇	◇	◇	◆	◆	◆	◆	◆	◆	◇
Petersilie	◆	◆	◆	◆	◆	◆	◆	◆	◆	◆	◆	◆
Porree/Lauch	◆	◆	◆	◇	◇	◇	◇	◆	◆	◆	◆	◆
Radieschen	◇	◇	◆	◆	◆	◆	◆	◇	◇	◇	◇	◇
Rettich	◇	◇	◇	◆	◆	◆	◆	◆	◆	◆	◇	◇
Rhabarber	◇	◇	◇	◆	◆	◆	◇					
Rosenkohl	◆	◆	◇	◇					◇	◇	◆	◆
Rote Bete/Rüben	◆	◆	◇	◇					◇	◆	◆	◆
Rotkohl	◆	◆	◆	◇	◇	◇	◆	◆	◆	◆	◆	◆
Salatgurken	◇	◇	◆	◆	◆	◆	◆	◆	◆	◆	◆	◆
Schwarzwurzeln	◇	◇	◇	◇						◇	◇	◇
Sellerieknollen	◆	◆	◆	◇	◇				◇	◆	◆	◆
Spargel		◇	◇	◆	◆	◆	◇					
Spinat	◇	◇	◆	◆	◆	◇	◇	◇	◆	◆	◇	◇
Tomaten	◇	◇	◆	◆	◆	◆	◆	◆	◆	◆	◆	◇
Weißkohl	◆	◆	◆	◆	◇	◇	◇	◇	◇	◆	◆	◆
Wirsing	◆	◆	◆	◆	◆	◇	◇	◇	◇	◆	◆	◆
Zucchini	◇	◇	◇	◇	◇	◆	◆	◆	◆	◆	◆	◇
Zwiebeln	◆	◆	◆	◆	◆	◇	◇	◆	◆	◆	◆	◆

Zeichenerklärung: ◆ Monate starker Angebote
◇ Monate geringerer Angebote

Quelle: Nach Auswertungs- und Informationsdienst für Ernährung, Landwirtschaft und Forsten (AID) 1992

Obstkalender

Obst	Jan.	Febr.	März	Apr.	Mai	Juni	Juli	Aug.	Sept.	Okt.	Nov.	Dez.
Ananas	◆	◆	◆	◆	◇	◇	◇	◇	◆	◆	◆	◆
Äpfel	◆	◆	◆	◆	◇	◇	◇	◇	◆	◆	◆	◆
Apfelsinen	◆	◆	◆	◆	◆	◆	◇	◇	◇	◇	◆	◆
Aprikosen					◇	◆	◆	◆	◇			
Avocados	◆	◆	◆	◆	◇	◇	◇	◇	◇	◆	◆	◆
Bananen	◇	◆	◆	◆	◆	◆	◆	◆	◆	◆	◆	◆
Birnen	◇	◇	◇	◇	◇	◇	◇	◆	◆	◆	◆	◆
Brombeeren							◇	◆	◆	◇		
Clementinen/Satsumas	◆	◆	◇							◇	◆	◆
Erdbeeren			◇	◇	◆	◆	◆	◇			◇	◇
Granatäpfel										◇	◇	◇
Grapefruits	◆	◆	◆	◆	◇	◇	◇	◇	◇	◆	◆	◆
Himbeeren						◇	◆	◆	◇			
Holunderbeeren								◇	◆	◇		
Johannisbeeren						◇	◆	◆				
Kakifrüchte										◇	◇	◇

Obstkalender

Obst	Jan.	Febr.	März	Apr.	Mai	Juni	Juli	Aug.	Sept.	Okt.	Nov.	Dez.
Kirschen, süß					◇	◆	◆	◇				
Kirschen, sauer						◇	◆	◆	◇			
Kiwis	◆	◆	◆	◇	◇	◆	◆	◆	◆	◆	◆	◆
Mangos	◇	◇	◇	◇	◇	◇	◇	◇	◇	◇	◇	◇
Mirabellen/Renekloden						◇	◆	◆	◇			
Passionsfrüchte	◇	◇	◇	◇					◇	◇	◇	◇
Pfirsiche/Nektarinen				◇	◇	◆	◆	◆	◇	◇		
Pflaumen/Zwetschen						◇	◆	◆	◆	◇		
Preiselbeeren					◇	◇	◇	◆	◆	◆	◇	
Quitten										◆	◆	◆
Stachelbeeren						◆	◆	◆				
Weintrauben	◇	◇	◇	◇	◇	◇	◆	◆	◆	◆	◇	◇
Zitronen	◆	◆	◆	◆	◆	◆	◇	◇	◇	◆	◆	◆

Zeichenerklärung: ◆ Monate starker Angebote
◇ Monate geringerer Angebote

Quelle: Nach Auswertungs- und Informationsdienst für Ernährung, Landwirtschaft und Forsten (AID) 1992

Kaufen Sie das Gemüse am besten entsprechend der Saison ein, denn Gemüse aus dem Gewächshaus hat höhere Nitratgehalte als Freilandgemüse (siehe AID-Gemüsekalender, S. 87/88). Geben Sie Obst und Gemüse aus dem kontrolliert biologischen Anbau den Vorzug. Nach einer Studie der «Bundesforschungsanstalt für Qualitätsforschung pflanzlicher Erzeugnisse» sind diese Produkte dem konventionell angebauten Gemüse einerseits im Eiweiß-, Mineralstoff- und Vitamingehalt überlegen und weisen zudem einen niedrigeren Nitrat- und Schadstoffgehalt auf. Achten Sie beim Einkauf ebenfalls darauf, daß das Gemüse frisch und ausgereift ist. Da die Nitritbildung durch eine zu warme Lagerung begünstigt wird, sollten Sie das Gemüse im Gemüsefach Ihres Kühlschranks lagern und es möglichst nach zwei Tagen verbrauchen.

Für die Küchenpraxis ist es ratsam, sich an folgende Empfehlungen zu halten:

→ Achten Sie bei der Zubereitung auf Hygiene.

→ Waschen und putzen Sie das Gemüse gründlich.

→ Dreiminütiges Blanchieren in nitratarmem Wasser reduziert den Nitratgehalt z. B. von Blattgemüse um die Hälfte.

→ Garen Sie nitratreiche Gemüsesorten in Wasser und gießen Sie die Kochflüssigkeit weg.

→ Wärmen Sie einmal aufgewärmte Gemüsereste für Ihr Baby nie wieder auf!

→ Halten Sie grundsätzlich die Speisen nicht länger warm als nötig und wenn, dann im geschlossenen Gefäß (Bakterien aus der Luft beschleunigen die Umwandlung von Nitrat zu Nitrit).

→ Nitratreiche Gemüsesorten sollten immer mit nitratarmen kombiniert werden und können mit Milch, Kartoffeln und Eiern «gestreckt» werden.

→ Wegen der Gefahr der *Nitrosaminbildung* sollten Sie nitratreiches Gemüse keinesfalls mit Käse überbacken!

→ Bieten Sie Ihrem Kind ein Obstmus zum Nachtisch an, denn Vitamin C hemmt die Nitrosaminbildung im Magen.

Um eventuelle Unverträglichkeiten bei Ihrem Kind zu erkennen, sollten Sie nach und nach nur eine neue Gemüsesorte einführen. Ihr Kind ist kein Feinschmecker und braucht auf seinem Speisezettel nicht soviel Abwechslung wie Sie. Wenn es den Karotten-Kartoffel-Brei mag und er ihm gut bekommt, sollten Sie einige Zeit dabei bleiben.

Eisenmangel ohne Fleisch?

Im Alter von sechs Monaten neigen sich die Eisenreserven des Kindes, die während der Schwangerschaft angelegt wurden, ihrem Ende zu. Deshalb sollte frühestens ab dem 5. Monat, spätestens zu Beginn des zweiten Lebenshalbjahres, an zwei bis drei Tagen dem Gemüsebrei Fleisch zugefügt werden. Fleisch ist die beste Nahrungsquelle für gut ausnutzbares Eisen und Zink sowie ein wertvoller Lieferant von Vitamin B_1 und tierischem Eiweiß.

Von der Deutschen Gesellschaft für Ernährung und dem Forschungsinstitut für Kinderernährung werden im ersten Lebenshalbjahr an vier Tagen in der Woche 20 g Fleisch und im zweiten Lebenshalbjahr an bis zu sechs Tagen in der Woche 35–40 g Fleisch und an dem fleischlosen Tag ein *erhitztes (!)* Eigelb empfohlen. Gerade im Hinblick auf ernährungsbedingte Krankheiten sollte darauf verzichtet werden. Es reicht völlig aus, wenn das Kind an zwei bis drei Tagen pro Woche Fleisch erhält und wegen der Allergiegefahr ab dem 7. Monat und nicht vorher einmal in der Woche ein gekochtes Eigelb.

Verwenden Sie am besten Fleisch vom Bio-Metzger. Geben Sie Ihrem Kind im Wechsel faserarme Stücke Rind-, Kalb-, Geflügelfleisch (z. B. Pute). Da besonders Schweineleber einen hohen Eisengehalt hat, wird vielfach empfohlen, dem Kleinkind ein- bis zweimal pro Monat Schweineleber zu geben. Da Schweine ein niedriges Schlachtalter haben, ist der über Jahre angesammelte Schwermetallgehalt in der Leber im Vergleich zur Rinderleber nicht so hoch. Dennoch haben Innereien grundsätzlich nichts auf dem Speisezettel eines Kleinkindes zu suchen. Zudem ist Schweineleber als guter Eisenlieferant fragwürdig, da hier das Eisen in einer schlechter ausnutzbaren Form vorliegt.

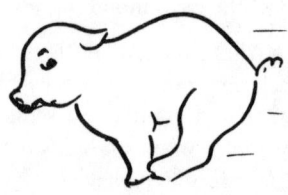

Eine rein pflanzliche Ernährung mit Milch und Eiern (ovolakto-vegetabil) birgt gerade in dem Alter des intensiven Wachstums die Gefahr einer Eisenunterversorgung, was ernsthafte Folgen haben kann (siehe auch Kapitel «Wie beugt man Eisenmangel vor?»). Das Eisen in Pflanzen liegt in einer Form vor, die wesentlich schlechter vom Körper ausgenutzt wird als das Eisen aus Fleisch. Durch die gleichzeitige Anwesenheit von Vitamin C wird jedoch pflanzliches Eisen während des Verdauungsprozesses in eine besser verwertbare Form überführt. Für die Praxis bedeutet dies: Verzichten Sie für Ihr Kind nicht auf die Vitamin-C-reiche Nachspeise oder Zusätze von Orangensaft oder Sanddorn zur Gemüsemahlzeit.

Wenn Ihr Kind Fleisch ablehnt oder Sie es vegetarisch ernähren möchten, können Sie es nur ausreichend mit Eisen versorgen, wenn Sie folgende Ratschläge beachten:

→ Kombinieren Sie eisenreiche Getreidesorten (Hirse, Hafer, Roggen und Grünkern) mit eisenreichen Gemüsesorten wie z. B. Fenchel, Schwarzwurzeln, Möhren und später auch mit Grünkohl. Bedingt eisenreich sind Brokkoli, Erbsen, Kartoffeln, Porree, Rosenkohl, Spargel, Wirsing und Zucchini.

→ Bauen Sie gute Eisenlieferanten wie Aprikosen und getrocknete Früchte, Nüsse und Samen in den Speiseplan ein.

→ Bieten Sie Ihrem Kind öfters eisenangereicherten Saft an.

→ Ab und zu können Sie getrost auf eisenangereicherte Gemüsegläschen zurückgreifen.

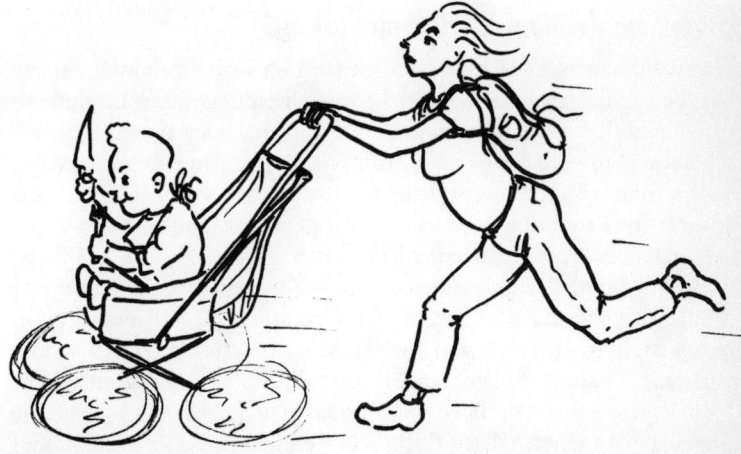

Breireste wiederverwenden?

In Breiresten kann es besonders bei Zimmertemperatur zu einer starken Keimbesiedelung kommen. Diese *kann* Erbrechen oder Durchfall verursachen. Deshalb sollten Sie, wenn Sie eine größere Portion gekocht haben, nur die jeweilige Tagesportion entnehmen und die Restportionen entweder sofort tiefgefrieren oder bis zum nächsten Tag gut verschlossen im Kühlschrank aufbewahren. Aufgewärmte Speisen keinesfalls wiedererwärmen.

Zu lange Ernährung mit Flasche und Brei

Es gibt Säuglinge, die auch im zweiten Lebenshalbjahr noch ausschließlich mit Flasche oder Milchbrei ernährt werden. Dieses ist zwar für die Mutter sehr bequem, es führt jedoch zu einer Fehlernährung des Kindes. Durch diese Ernährungsweise erhält das Kind zuwenig hochwertige Fette, Vitamine und Spurenelemente und wird mit Kohlenhydraten überfüttert. Meistens sind diese Säuglinge fettsüchtig, haben Eisenmangel, sind anfällig für Infektionen aller Art und in ihrer körperlichen und geistigen Entwicklung bedroht. Nicht selten entwickelt sich bei dieser Ernährung eine Schluck- und Kaufaulheit. Die Säuglinge lassen sich dann nur sehr schwer auf altersgemäße Kost umstellen.

Gläschennahrung oder Hausmannskost?

Eßgewohnheiten werden erstaunlich früh im Leben gebildet. Zudem hat die Ernährung in den ersten Lebensjahren deutlichen Einfluß auf den Gesundheitszustand im späteren Leben. Unter dieser Prämisse scheint es sinnvoll, ein Baby so früh wie möglich an eine vollwertige, frische und abwechslungsreiche Kostform zu gewöhnen. Nur eine vollwertige Ernährung schafft einen widerstandsfähigen Körper, der den massiven Belastungen der Umwelt trotzen kann. Die Zahl der umweltbedingten Krankheiten nimmt ständig zu. Jedem Elternpaar drängt sich mit der Einführung fester Nahrung die Frage auf, ob es besser ist, Babys Brei wie von unseren Müttern selbst herzustellen oder auf das vielfältige Angebot an Fertignahrung zurückzugreifen. Die Mehrheit, so scheint es, bevorzugt für das erste Lebensjahr industrielle Kost. Die Angebotspalette reicht vom einfachen Karottenmus oder

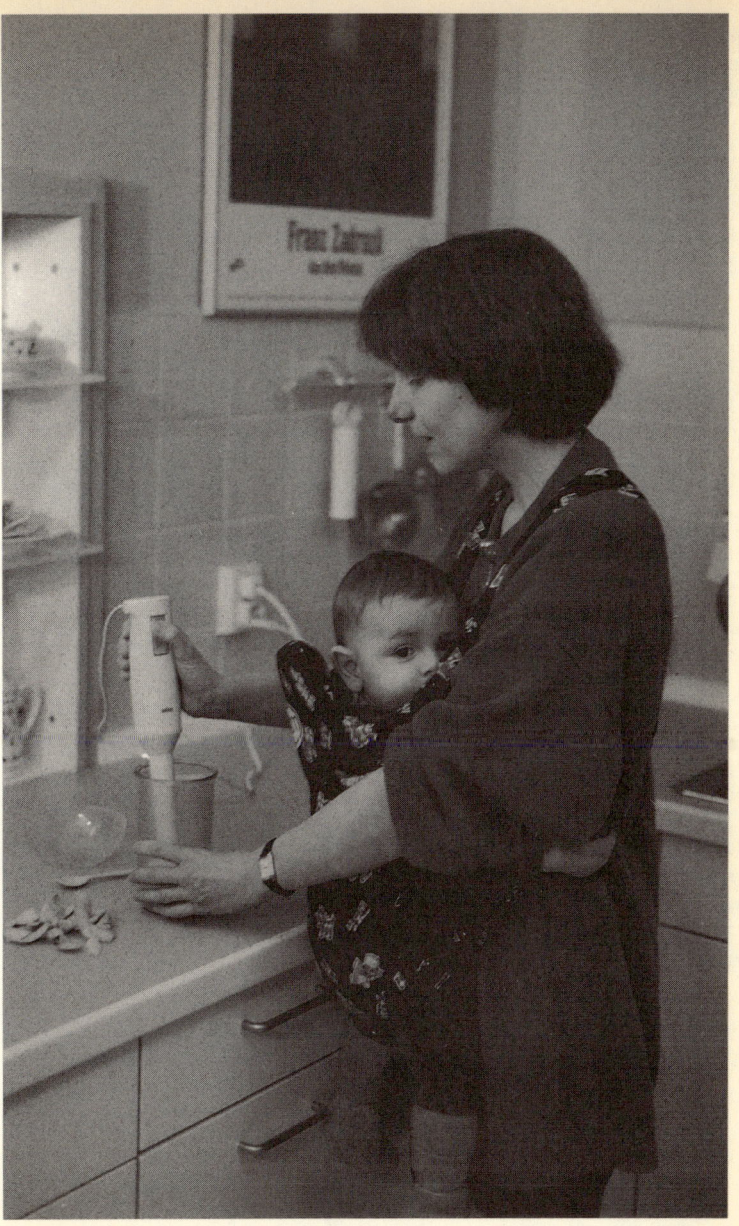

Kompott im Glas über ganze Menus als Gläschenkonserve bis hin zum perlierten Instantbrei in der Tüte.

Für das *erste Lebenshalbjahr* empfiehlt es sich in jedem Fall, beim Gemüsebrei am Mittag auf Fertignahrung aus dem Gläschen zurückzugreifen. Zum einen lohnt sich das Selberkochen der Minimengen, die Ihr Baby in den ersten Wochen nach Beikosteinführung verzehrt, nicht. Zum anderen unterliegen die Gläschen der Diätverordnung und sind damit nicht nur hygienisch und bakteriologisch einwandfrei, sondern auch arm an Nitrat und anderen Schadstoffen. Die von den Herstellerfirmen verwendete Rohware ist strengen Rückstandskontrollen unterworfen. Der Einsatz von Pflanzenschutzmitteln ist den Vertragsanbauern völlig untersagt. Die Herstellung der «Babykonserven» ist vitaminschonend, die Nahrung durch Homogenisierung besonders verdaulich. Das Baby enthält auf diese Weise ein Maximum an Nährstoffen, dagegen minimale Mengen unerwünschter gesundheitsbedenklicher Schwermetalle u. ä. Die Zubereitung der Fertigkost ist einfach und schnell. Die Gläschen werden entweder in der Mikrowelle (bei 360 Watt ca. 1 Minute) oder im Wasserbad erhitzt, und fertig ist die Mittagsmahlzeit. Beachten Sie, daß einmal erwärmter Brei auf keinen Fall erneut aufgewärmt werden darf! Entnehmen Sie von vornherein nur die Menge, die Ihr Baby ißt. Der Rest sollte nicht offen herumstehen, sondern gut verschlossen maximal zwei Tage im Kühlschrank aufbewahrt werden. Für das zweite Lebenshalbjahr stellt sich die Situation verändert dar. Die genannten Vorteile der Industriekost gelten weiterhin. Sicher ist auch der Aufwand für Einkauf und Vorratshaltung problemlos. Für diesen «Luxus» muß der Verbraucher dann aber auch tiefer in die Tasche greifen. Eine selbstgekochte Mittagsmahlzeit mit Karotten und Kartoffeln aus dem Bioanbau ist weitaus billiger. Die Kosten hierfür betragen etwa nur ein Fünftel einer Gläschenkonserve (Verbraucherzentrale Hamburg e. V. 1990).

Wenn Ihr Baby älter als acht Monate ist und langsam Stückiges zu sich nehmen kann, lernt es die einzelnen Bestandteile der Mahlzeit kennen und seine Geschmackssinne zu entwickeln. Sein Auge lernt dabei ebenfalls «mitzuessen». Die kommerzielle Gläschenkost liefert dagegen nur einen Einheitsbrei, und das Baby gewöhnt sich allzuschnell an Konservenessen.

Sollten Sie sich für die Selbstherstellung von Babys Essen entscheiden, ist Nachfolgendes zu beachten:

→ Verarbeiten Sie nur frische Zutaten am besten aus biologisch-dyna-mischem Anbau (am günstigsten bei Direktverkauf vom Bauern-hof, evtl. Fahrgemeinschaften bilden).

→ Stellen Sie die Babykost frisch her und achten Sie auf schonende Zubereitung der verwendeten Lebensmittel.

→ Die einfachsten Hygieneregeln müssen eingehalten werden.

Fertigkost

Ein Aspekt, der uns sehr am Herzen liegt, ist der Zusatz von Stoffen, die eigentlich in der Säuglingsernährung nicht erwünscht sind: Koch-salz, Zucker, Dickungsmittel, Gewürzmischungen, Aromastoffe, Trockenmagermilch, Molkeeiweiß.

Mit Zucker gehen die Hersteller von Gläschennahrung zwar mitt-lerweile etwas sparsamer um als noch vor wenigen Jahren. Aber mit Tricks schafft es z. B. eine Firma, den Eltern vorzugaukeln, daß bei der Herstellung ihrer Obst-Getreide-Breie völlig auf Zucker verzichtet wurde («Vollkornmehl, teilweise in Malz- und Traubenzucker umge-wandelt»). Dabei ist ein Viertel des Hafermehls als Zucker im Gläs-chen enthalten! Eine andere Firma versucht es mit Dicksäften, die als Süßungsmittel nicht viel besser zu bewerten sind als normaler Haus-haltszucker. Ähnliches gilt für Honig, der hauptsächlich von den alter-nativen Herstellern (De Vau Ge = Granovita, Bioland, Demeter) einge-setzt wird. Da sich ein Zuviel an Zucker in späteren Jahren durch Karies und Übergewicht rächen kann, sollte die Süßschwelle von vorn-herein niedrig gehalten werden, 15 g Zucker auf 100 Gramm Brei sind einfach überhöht.

Kochsalz: Jedes Zuviel erhöht die Belastung der Nieren und ist mög-licherweise Wegbereiter für eine salzreiche Ernährung im Erwachse-nenalter und damit Ursache für z. B. Bluthochdruck. Zwar wurde in der letzten Zeit der Kochsalzgehalt in der Gläschenkost reduziert, den-noch erhalten Babys, die mit Gläschen ernährt werden, mehr Koch-salz, als es ihrem Bedarf entspricht!

Bindemittel und zugesetztes Vitamin C erschweren jedem allergisch veranlagten Kind das Leben. Das Bindemittel Johannisbrotkernmehl kann, wenn der Säugling zuviel davon erhält, die Aufnahme von Eisen und Kalzium beeinträchtigen. Alete und Demeter verzichten völlig auf den Einsatz von Bindemitteln. Der Vorteil einer Vitamin-C-Anreicherung liegt in einer verbesserten Eisenaufnahme, was besonders für die getreidehaltigen, fleischlosen Produkte günstig ist. Viele hauptempfindliche Kinder reagieren jedoch auf dieses künstlich zugesetzte Vitamin. Die alternativen Hersteller verzichten vorbildlicherweise auf diesen Zusatz. Leider enthalten auch viele Gläschen Milcheiweiß, wodurch das Angebot für Kuhmilchallergiker drastisch reduziert wird.

Zudem werden in den einzelnen Konserven zusätzlich zur komplizierten Rezeptur meistens mehr als nur eine Gemüse- oder Obstart verarbeitet. Reagiert ein Kind allergisch auf einen Brei, ist es schwierig, herauszufinden, welche Zutat nun der Übeltäter ist.

Um dem aus dem Wege zu gehen, bietet das Selbstherstellen von Babynahrung eine echte Alternative. Bezüglich der Rückstandsfreiheit und Verarbeitungsqualität bleibt die Industrie allerdings unübertroffen, auch wenn durch immer wieder aufkommende Skandale wie hormonhaltiges Kalbfleisch oder Pflanzenschutzmittel Lindan in Babynahrung ein gegenteiliger Eindruck entstehen mag. Teurer ist zwar nicht (immer) gleichbedeutend mit besser. Aber ein Gläschen hergestellt mit Produkten aus kontrolliert biologisch-dynamischem Anbau hat einfach seinen Preis. Um auf Nummer Sicher zu gehen, sollte Produkten renommierter Hersteller aus deutschen Landen der Vorzug gegeben werden. Welche einzelnen Sorten laut «Öko-Test» empfehlenswert sind, können Sie in der Ausgabe 11/93 nachlesen.

Die Entscheidung, ob Sie Ihr Kind selber bekochen oder mit Fertignahrung versorgen, möchten und können wir Ihnen nicht abnehmen. Letztendlich müssen Sie selber entscheiden, ob Sie die Ernährung Ihres Kindes in die Hände der Industrie legen wollen oder nicht. Eine kleine Entscheidungshilfe bietet vielleicht die zusammenfassende Übersicht:

Beurteilungskriterien	Gläschenkost	«Hausmannskost»
Schadstoffbelastung:	Rückstandskontrollierte nitratarme Ausgangsware; kein Einsatz von Pestiziden und Dünger	Selbst mit Gemüse und Obst aus dem Bioanbau nicht vergleichbar zu erreichen, da hier keine Rückstandskontrolle gegeben ist
Herstellung:	hygienisch und einwandfrei; rasche und vitaminschonende Verarbeitung; homogenisiert, wodurch die Nährstoffe besser ausgenutzt werden	erfordert gewisse ernährungs- sowie küchentechnische Kenntnisse im Umgang mit Lebensmitteln
Zubereitung	problemlos und schnell	zeit- und arbeitsaufwendiger; durch Kochen auf Vorrat lassen sich Zeit und Mühe jedoch reduzieren
Einkauf und Lagerung:	problemlos	häufiger Frischkauf notwendig; Vorrat muß tiefgefroren werden
Sensorik:	Einheitsbrei gewöhnt an Essen aus der Konserve Convenience-Produkte	einzelne Bestandteile sind noch sichtbar, wodurch sich der Geschmackssinn besser entwickeln kann; frisch zubereitet ist einfach unübertroffen
Zusatzstoffe:	unnötige Zusätze von Salz und Zucker sowie von Vitaminen	eigene Kontrolle über die Zusatzstoffe
Rezeptur:	enthält häufig zuwenig Fett und keine Kartoffeln	kann nach den Ernährungsempfehlungen und den Bedürfnissen des eigenen Kindes zusammengestellt werden
Preis:	teuer	günstiger
Abfallaufkommen:	hoch, durch die Gläschen	nur organischer Abfall

Das sollten Sie beachten, wenn Sie auf industriell vorgefertigte Nahrung zurückgreifen:

→ Entscheiden Sie sich für Markenprodukte.

→ Kaufen Sie nur Produkte ohne Zusätze von Süßungsmitteln (Zukker, Dicksaft, Honig).

→ Kontrollieren Sie die Liste der Inhaltsstoffe auf unerwünschte Zusätze wie Bindemittel, Gewürzmischungen, künstliche Vitamine, Molkeneiweiß, Aromastoffe o. ä.

→ Orientieren Sie sich beim Fütterungsbeginn bestimmter Breisorten nicht nach den Herstellerempfehlungen, denn die sind in der Regel viel zu früh.

→ Beachten Sie, daß Fleisch-Gemüse-Menüs meistens gesalzen sind.

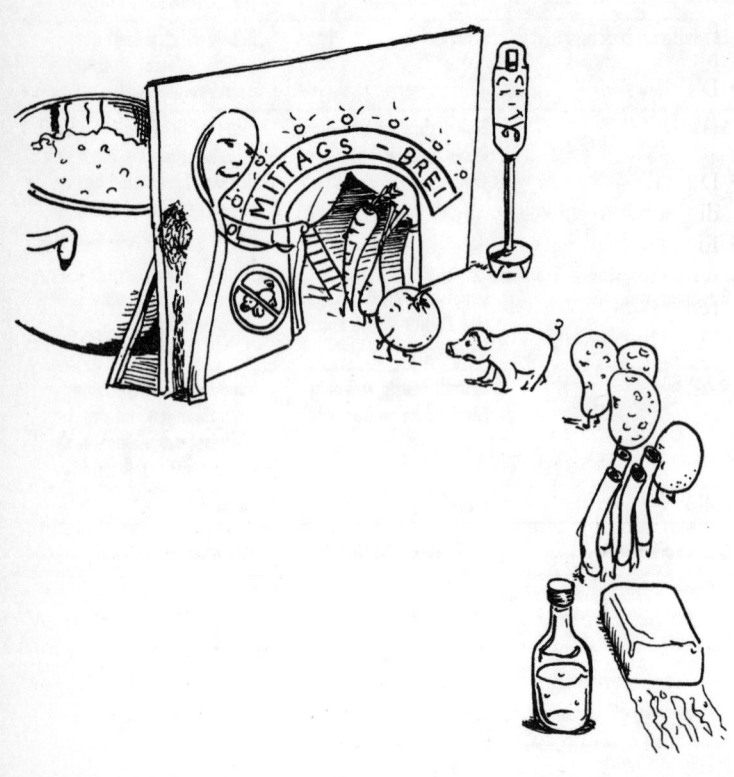

Rezepte – Mittagsmahlzeiten

Besonders in den ersten beiden Monaten, in denen sich das Baby langsam an die feste Kost gewöhnen soll, ist es wichtig, daß der Gemüsebrei *püriert* wird. So können *die Nährstoffe besser aufgenommen werden.*

Geeignete Küchenhilfsmittel für die Zubereitung von Babys Essen:

→ Der *Pürierstab* ist besonders praktisch, da direkt im Gefäß püriert werden kann. Am leistungsstärksten sind Pürierstäbe, die auf den Mixer gesetzt werden.

→ Der *Mixer* kann die Speisen besonders fein pürieren, ist jedoch umständlicher, da immer umgefüllt werden muß.

→ Im *Püriersieb = flotte Lotte* müssen die Zutaten per Hand durchgedreht werden. Ist arbeitsaufwendig und schwer zu reinigen.

→ Im Laufe des zweiten Lebenshalbjahres werden die Speisen nicht mehr so fein püriert, sondern am besten mit dem *Kartoffelstampfer* nur noch grob zerkleinert.

→ Die *Glasreibe* ist unentbehrlich für die Zubereitung von Obstmus. Apfelmus wird nicht so schnell braun und erhält keinen Metallgeschmack wie durch die Metallreibe.

→ Die *Getreide- oder Kaffeemühle* ist von unschätzbarem Wert für die Verwertung von Vollkorn, Nüssen und Samen.

→ Ein *flexibler Siebeinsatz,* der in einen normalen Kochtopf gestellt wird, ermöglicht, daß die Speisen schonend im eigenen Dampf garen (ca. 5–10 DM im Haushaltswarengeschäft).

→ Das *Mikrowellengerät* ist ideal für kleine Mengen, da die Garzeiten hierfür sehr kurz sind.

Mit den nachfolgenden Rezepten wollen wir allen Müttern und Vätern zeigen, daß «Selberkochen fürs Baby» trotz der Miniportionen, die das Kind in den ersten Monaten verspeist, lohnenswert ist.

Die vorgeschlagenen Mengenangaben in den einzelnen Rezepten variieren. Nicht jedes Rezept ist für nur eine Tagesportion angelegt. Möchten Sie Ihrem Kind beispielsweise Kohlrabi oder Blumenkohl kochen, bietet es sich an, gleich einen ganzen Kohlrabi oder Blumenkohl zu verarbeiten. Reicht die zubereitete Menge dann für *zwei oder mehr* Tage, kann eine zweite Portion immer für den folgenden Tag im *Kühlschrank* aufbewahrt werden. Weitere Portionen frieren Sie am besten *sofort* ein (siehe «Kochen auf Vorrat»).

Selbstverständlich sind z. B. die Gemüsesorten in den Anleitungen beliebig austauschbar. Richten Sie sich nach Ihren Vorräten bzw. saisonalem Angebot. Teilweise stehen Anregungen für Alternativen dabei.

Mit der Zeit werden Sie selber entdecken, wie viele Kombinationsmöglichkeiten es für die erste Beikostphase (5.–8. Monat) gibt!

In der Regel haben wir die konventionelle Zubereitung auf dem Herd bevorzugt. Wer eine Mikrowelle besitzt, kann diese natürlich einsetzen. Gerade für einzelne Tagesportionen lohnt der Aufwand auf dem Herd kaum.

Ein paar Anregungen zum Garen in der Mikrowelle finden Sie ebenso wie Anregungen zum Garen im Siebeinsatz oder im Dampfdrucktopf.

Bevor Sie loslegen, ein paar grundlegende Hinweise:

Für eine Gemüsemahlzeit brauchen Sie in der Regel:

140 g Gemüse (geputzt gewogen)
60 g Kartoffeln (geputzt gewogen) und
1 EL Butter oder Öl

Kombinations-	Fenchel und Kartoffeln
beispiele:	Steckrüben, Möhren und Kartoffeln
	Pastinaken, Möhren und Kartoffeln

Sie können das Gemüse ebenso gut mit Getreide statt Kartoffeln kombinieren. Wegen der Zöliakiegefahr sollten Sie bis zum 6. Monat aber nur glutenfreie Sorten wählen (siehe S. 108–110). Am praktischsten ist es, hierfür gleich eine größere Menge Getreidebrei vorzubereiten. In Wasser gegartes Getreide hält sich zwei bis drei Tage im Kühlschrank.

Pro Mittagsmahlzeit rechnet man 1 Eßlöffel Getreidefeinschrot oder Getreideflocken auf 100 ml Flüssigkeit!

Kombinations-	Möhren und Hafer
beispiele:	Fenchel, Tomate und Reis
	Mischgemüse mit Gerste
	Kürbis mit Polenta.

Wollen Sie die Mittagsmahlzeit den Empfehlungen entsprechend mit Fleisch ergänzen, geben Sie im 1. Lebenshalbjahr 20 g püriertes, gegartes Fleisch hinzu. Ab dem 7. Lebensmonat erhöhen Sie die Menge auf 35–40 g. Ab dem 7. Lebensmonat können Sie ebenfalls den Brei einmal wöchentlich mit einem *erhitzten* Eigelb anreichern. Achten Sie dabei darauf, daß das Ei ausreichend erhitzt wird. Bei Zubereitung des Breis in der Mikrowelle sollten Sie das Eigelb mit dem bereits gegarten Brei ca. 1 Minute bei voller Geräteleistung erhitzen (abdecken!). Beim Garen auf der Herdplatte sollten Sie das Eigelb mitgaren (siehe Karotten-Hirse-Brei, S. 104).

Die Rezeptmengen stellen nur Durchschnittswerte dar. Jedes Kind hat jedoch seinen eigenen Bedarf und Appetit.

Wenn keine zusätzlichen Angaben vorhanden sind, entspricht die Rezeptmenge jeweils einer Babyportion.

Babys erster Brei
(ab 5. Monat)

1 mittelgroße Kartoffel (ca. 75 g)	putzen, kleinschneiden. In
1 EL Wasser	garen. (In der Mikrowelle bei 600 W 1½–2 Min). Zusammen mit
1 EL Keimöl oder Butter (10 g)	und
100 g Karottenmus (Gläschen)	pürieren. Nochmals bei der höchsten Mikrowellenleistung 20–30 Sek. erhitzen.

Dieser Brei kann nach Belieben mit Fleisch aus dem Tiefkühlvorrat angereichert werden.

Geschmackliche Variationen ergeben sich, wenn Sie dem Brei etwas Sanddornfruchtmark oder frischgeriebenen Apfel zufügen.

Steckrübenmus mit Putenbrust
(ab 5. Monat)
(2 Tagesportionen oder für 2 Kinder)

100 g Putenbrust	waschen und in kleine Stücke schneiden. In
1 EL Öl	1–2 Min. bei 600 W in der Mikrowelle andünsten.
300 g Steckrübe	schälen und kleinschneiden, zu dem Fleisch geben und 2 Min. bei 600 W weiterdünsten.
150 g Kartoffeln	und
1 mittelgroßen Apfel (ca. 100 g)	schälen und kleinschneiden. Mit
6–8 EL Wasser	hinzufügen und in 6–8 Min. bei 600 W garen.
1 EL Butter	beimengen und alles pürieren.

Möhrenpüree mit Gerstenmehl
(ab 6. Monat)

150 g Möhren	waschen, putzen und in Scheiben schneiden. Mit
100–150 ml Wasser	zum Kochen bringen und weitere 10 Min. garen.
2 EL Pflanzenöl	zufügen und alles pürieren.
15 g Gerstenbrei (Instantprodukt)	einrühren.

Hinweis: Dieses Rezept ist besonders geeignet, wenn es schnell gehen soll – trotzdem ist es ein gehaltvolles Mittagessen. Ohne Fettzugabe empfehlenswert bei Magen-Darm-Beschwerden, d. h. unruhigem Darm mit dünnem Stuhl. Gerste ist besonders leicht verdaulich und in ihrer Wirkung sowohl heilend als auch stärkend.

Karotten-Hirse-Brei
(ab 7. Monat)

125–150 g Karotten	waschen, putzen und klein- schneiden. Mit
250 ml Wasser	zum Kochen bringen und in ca. 15 Min. garen.
1 Eigelb	mit
1–2 EL Wasser	verquirlen und mit
30 g Hirseflocken	zu den Karotten geben. Alles zusammen aufkochen lassen.
1 EL Butter	zufügen. Anschließend die Zutaten pürieren und mit
Apfel- oder Orangensaft	abschmecken.

Karotten-Erdbeer-Brei
(ab 5. Monat)

150 g Karotten	und
60 g Kartoffeln	waschen, putzen und klein- schneiden. In
1 EL Butter	garen. (In der Mikrowelle bei 600 Watt 3 1/2–4 Min.).
4 Erdbeeren (ca. 60 g)	putzen und zusammen mit dem gegarten Gemüse pürieren.

Kochen auf Vorrat

Wenn Sie eine Tiefkühltruhe besitzen, empfiehlt es sich, Gemüsebrei auf Vorrat zu kochen und portionsweise in Gläschen oder geeigneten Gefäßen einzufrieren. Die Portionen müssen sofort nach dem Pürieren eingefroren werden, um eine Belastung mit krankmachenden Keimen sowie Vitaminverluste zu vermeiden.

So gehen Sie vor:
→ Gemüse (2 Teile Gemüse, z. B. Karotten, Fenchel, Kohlrabi, Pa- stinaken oder Blumenkohl und 1 Teil Kartoffeln) in wenig Flüssig-

keit gardünsten und in Portionsbeuteln à 200–250 g – je nach Alter und Appetit des Kindes – abfüllen und tiefgefrieren.

→ Die Breiportionen werden direkt vor dem Füttern möglichst schnell aufgetaut. Dieses geschieht entweder im Wasserbad oder viel schneller und schonender in der Mikrowelle. Der Brei muß vor dem Füttern gut umgerührt werden und besonders, wenn er in der Mikrowelle aufgetaut und richtig erhitzt wurde, auf die richtige Temperatur überprüft werden.

→ Einmal aufgewärmte Breiportionen dürfen auf keinen Fall ein zweites Mal erwärmt werden!

Vorrats-Gemüsebrei
(ab 5. Monat)

700 g Karotten	
700 g Fenchel	und
400 g Kartoffeln	putzen, kleinschneiden und in
1 EL Öl	andünsten.
250 ml Wasser	zugießen und das Gemüse garen. (Im Schnellkochtopf so lange, bis der volle Druck aufgebaut ist).
100 g Butter	einrühren und alles pürieren.

Kohlrabi-Kartoffel-Schaum
(ab 5. Monat) (ca. 7 Portionen)

5 Kohlrabi (ca. 1,3 kg)	und
750 g Kartoffeln	schälen und würfeln. Im Dünsteinsatz in ca. 20 Min. gardünsten. Gemüse herausnehmen und mit
7 EL Keimöl	pürieren.

Für den Dünsteinsatz sollte soviel Wasser im Topf sein, daß das Gemüse nicht darin badet (ca. $1/2$ l Wasser!).

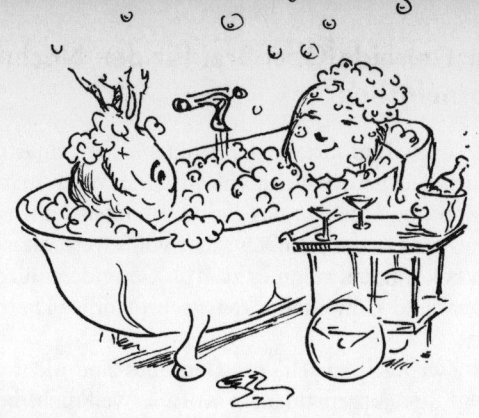

Möhren-Hirse-Brei
(ab 8. Monat) (8 Portionen)

1 kg Möhren	waschen, putzen und raspeln. In
1,25 l Wasser	in ca. 10 Min. garen.
240 g Hirseflocken	einstreuen und aufkochen lassen.
80 g Butter	einrühren.

Nach dem Auftauen nach Belieben mit gekochtem Eigelb und Birnen-dicksaft verfeinern!

Vorrats-Fleischbrei

500 g Fleisch (z. B. Rinderhüftfleisch)	waschen und klein-schneiden. In
1 EL heißem Öl	andünsten und mit
100 ml Wasser	aufgießen. In 15–20 Min. garen. Mit dem Fleischsaft pürieren.

Den Fleischbrei in Eiswürfelbehälter füllen oder kleine Klöße à 30 bis 40 g formen und diese in genügendem Abstand in Gefrierbeutel oder -gefäße legen und sofort schockgefrieren. Aus dem Eiswürfelbereiter können die tiefgefrorenen Fleischwürfel in eine Gefrierbox umgefüllt werden und nach Bedarf einzeln entnommen und dem Gemüsebrei zugefügt werden.

Milchfreier Getreide-Obst-Brei für den Nachmittag – der Vollkorneinstieg

Einen Monat nach Einführung der Beikost, also im Alter von 5–7 Monaten, wird die zweite Milchmahlzeit durch einen milchfreien Getreide-Obst-Brei abgelöst. Da das Baby im ersten Lebensjahr Stärke (Kohlenhydrat des Getreides) noch nicht völlig verdauen kann, kann es Blähungen bekommen, wenn es zu früh Getreidemahlzeiten erhält.

Für den Brei sind Getreideflocken, -schrot oder Thermomehl bestens geeignet.

Kekse und Zwieback anstelle des Getreides sind nicht geeignet, da sie vorwiegend aus ausgemahlenem Korn = Weißmehl bestehen und zudem Zucker und Kochsalz enthalten. (Ausnahme: zucker- und kuhmilchfreier Vollkornzwieback von «Drei Pauly» oder «Demeter»)

Welche Getreidesorten sind geeignet?

Ab dem 6. Lebensmonat können erhitzte Vollkornprodukte wie z. B. Vollkorngrieß oder -flocken eingeführt werden. Durch die bei der Zubereitung vorhandene Feuchtigkeit und Hitze wird die Getreidestärke aufgeschlossen und für das Baby verwertbar. Da es auch zu diesem Zeitpunkt noch nicht über genügend stärkespaltende Enzyme verfügt, sind rohe Frischkornzubereitungen nicht für den Säugling geeignet. Verwenden Sie anfangs auch nur feinkörnigen Brei, der nach und nach grobkörniger werden kann.

Weizen, Hafer, Roggen und Gerste sollten nicht vor dem 6. Lebensmonat gegeben werden aufgrund einer möglichen Zöliakie. Zöliakie wird durch das Klebereiweiß Gluten ausgelöst, welches in den angegebenen Getreidearten vorkommt. Eins von 1000 Babys leidet an der meist erblich bedingten Zöliakie. Bei dieser Glutenunverträglichkeit kommt es zu massiven allergischen Reaktionen: Die Darmschleimhaut wird langfristig oder sogar fürs ganze Leben stark geschädigt. Sämtliche Verdauungsvorgänge sind gestört. Das Kind hat starke Durchfälle, einen übelriechenden, voluminösen Stuhl, einen dicken Bauch und gedeiht schlecht. Je später Babys mit Gluten in Berührung kommen, desto weniger dramatisch ist der Krankheitsverlauf.

Um eine bestehende Zöliakie rechtzeitig zu erkennen, geben Sie Ihrem Kind am besten als erstes nur eine Getreidesorte (Hafer oder Weizen). Sollte es darauf mit starkem Durchfall reagieren, kann eine Zöliakie gegeben sein. In diesem Fall muß lebenslang eine glutenfreie Diät mit Mais-, Reis-, Hirse- und Buchweizenmehl eingehalten werden. Bei der Zusammenstellung berät Sie Ihr Kinderarzt und die Deutsche Zöliakie-Gesellschaft (Adresse siehe Anhang).

Auch Fünfkornmischungen, wie sie von der Industrie angeboten werden, sind aus diesem Grunde für den Anfang nicht ratsam. Wenn Sie festgestellt haben, daß Ihrem Kind verschiedene Getreidearten gut bekommen, sollten Sie ihm höchstens eine Dreikornmischung anbieten. Die unterschiedlichen Getreidearten zeichnen sich durch verschiedene Inhaltsstoffe aus, die, schlau kombiniert, für eine ausgewogene Ernährung Ihres Kindes sorgen oder helfen, einen bestehenden Mangel zu beheben:

Weizen enthält Klebereiweiß, wodurch er auch seine guten Backeigenschaften hat. Er ist eiweißreicher als Roggen, enthält mehr Eisen und ist besonders leicht verdaulich.

Dinkel ist eine Kulturform des Weizens. Grünkern ist unreif geernteter Dinkel, der sich durch seinen nußartigen Geschmack auszeichnet.

Roggen hat einen kräftigeren Geschmack als Weizen. Er ist schwerer verdaulich als Weizen und sollte deshalb behutsam eingeführt werden. Roggen enthält viel Kalzium und ist reich an Vitamin B_1, Vitamin B_2 und Niacin. Er stärkt das Bindegewebe, die Gelenke sowie den Knochenaufbau.

Hafer wird als Kraftgetreide bezeichnet, da er fett- und eiweißreicher als andere Getreidearten ist. Ebenfalls verfügt er über viel Kalzium, Eisen, Silizium, Zink und Vitamine, besonders B_1 und E. Aufgrund seiner Schleimstoffe eignet er sich gut für die Kranken- und Säuglingsernährung. In der anthroposophischen Lehre schreibt man dem Hafer besondere Kräfte zur Steigerung der körperlichen Leistungsfähigkeit zu, weshalb er für willensschwache Kinder empfohlen wird.

Gerste enthält neben Klebereiweiß schleimbildende Quellstoffe, weshalb Gerstenschleim ein hervorragendes Heilmittel bei Magen-Darm-Störungen ist. Gerste schmeckt leicht süß, regt das Bewegungssystem sowie die Sinnes- und Nerventätigkeit an.

Hirse zeichnet sich durch ihren hohen Gehalt an Eisen, Fluor und Silizium aus. Gerichte aus Hirse wirken günstig auf die Haut sowie Haare und Nägel. Sie ist leicht verdaulich und deshalb besonders fürs kleine Kind geeignet.

Mais ist wie Hafer fettreicher, steht aber in bezug auf seine Inhaltsstoffe hinter den anderen Getreidesorten zurück. Maiseiweiß ist nicht so wertvoll und das Vitamin Niacin liegt fest gebunden vor, so daß es in dieser Form nicht verwertet werden kann.

Reis ist im Vergleich zu den anderen Getreidearten fett- und protein-ärmer, enthält wenig Natrium, aber viel Kalium und wirkt daher entwässernd.

Buchweizen, ein Knöterichgewächs, hat jedoch eine ähnliche Zusammensetzung wie Getreide. Er ist wie Getreide eiweißreich, leicht verdaulich und wird von Kindern gut vertragen. Teilweise wird er jedoch wegen seines leicht bitteren Geschmacks abgelehnt.

Quinoa und *Amarant* zeichnen sich durch ihren hohen Eiweißgehalt und niedrigen Stärkegehalt aus und sind zudem reich an Kalzium und Eisen. Amarant hat im Gegensatz zu den anderen Getreidesorten einen hohen Anteil an der Aminosäure Lysin (wichtig für vegetarische Ernährungsweise, siehe «Vegetarische Ernährung», S. 148).

Alle Getreidesorten lassen sich als Mehl oder Schrot verwenden, die meisten auch als Flocken (Weizen, Dinkel, Roggen, Hafer, Gerste, Hirse, Reis). Als Grieß finden Weizen und Mais Verwendung.

Das ganze, ungemahlene Korn spielt in der Säuglingsernährung eine eher untergeordnete Rolle, weil Babys erst gegen Ende des 1. Lebensjahres grobkörnig essen mögen.

Vollkornbrei oder Instantflocken?

Unbestritten unter Fachleuten ist, daß das volle Korn viele Vorteile hat. Es liefert neben Mineralstoffen, Spurenelementen und den wichtigsten B-Vitaminen auch Ballaststoffe. Und die brauchen auch Babys zum Verdauen.

Für Ihr Kind ist es das beste, wenn Sie ihm seinen *Brei selbst aus frisch gemahlenem Getreide zubereiten.* Wenn Sie keine eigene Getreidemühle haben, können Sie das Getreide im Reformhaus oder Bioladen mahlen und sich dort über die Auswahl der Getreidesorten beraten lassen. Auch wenn Sie bisher nicht viel mit «Körnern am Hut hatten», werden Sie feststellen, daß diese Art der Breizubereitung wirklich nicht schwer ist. Wenn Sie Ihrem Kind einmal Vollkornbrei gekocht haben, mögen Sie ihm hinterher garantiert keinen Instantbrei mehr anbieten! Fangen Sie an mit Weizenvollkorngrieß (auch fertig abgepackt von «Demeter» im Reformhaus oder im Bioladen erhältlich) und kombinieren Sie ihn später z.B. mit Gerste und Hafer. Ebenfalls gut geeignet ist Thermomehl, das hitzevorbehandelt ist und dadurch etwas kürzere Garzeiten benötigt. Falls Sie es nicht im Reformhaus oder Bioladen finden sollten, fragen Sie nach, ob es für Sie bestellt werden kann.

Eine andere Alternative stellen spezielle *Getreideflocken* aus kontrolliertem biologischem Anbau dar. Diese Flocken können Sie von Bioland (Runge) oder Demeter (Holle) im Bioladen oder von DeVau-Ge (Granovita) im Reformhaus erstehen. Bei diesen Produkten ist die Stärke bereits hydrothermisch, also durch Feuchtigkeit und Hitze, vorverdaut. Das hitzebehandelte Getreide löst sich im Gegensatz zu Vollkornmehl besser in Flüssigkeit auf und läßt sich leichter verdauen. Durch die Wärme werden Keime auf dem Korn abgetötet. Im Vergleich zum Vollkornmehl sind diese Getreideflocken aber auch wesentlich teurer.

Auf *fertige konventionelle Instantbreimischungen,* die Sie pur nur noch mit heißem Wasser übergießen müssen (z.B. von Milupa, Humana, Hipp, Alete...), sollten Sie nur aus Zeitmangel oder auf Reisen zurückgreifen. Verwenden Sie dann nur ungesüßte Produkte (z.B. «Kornernte» 7-Korn von Milupa). Auch wenn die Branche mittlerweile längst erkannt hat, daß Zucker kein Werbeargument mehr ist, so sind dennoch die meisten Produkte gesüßt. Auch Traubenzucker, Honig und Glukosesirup machen den Brei süß und programmieren Ihren kleinen Liebling vorzeitig auf die süße Geschmacksrichtung. Achten Sie deshalb besonders auf die Zutatenliste und kaufen Sie keine gesüßten Produkte.

Etwas Besonderes hat sich die Firma Nestlé einfallen lassen: Während der Verarbeitung wird der Getreide-Wasser-Brei mit einem stärkespaltenden Enyzm versetzt, wodurch die Stärke in ihre Grundbausteine Glukose und Maltose gespalten wird. Hierdurch werden die Breie nach Herstellerangaben «süß, ohne Zuckerzusatz». Doch auch mit der «Süße aus Getreide» wird der Geschmack unnötig früh auf süß eingestellt.

Besonders problematisch wird es, wenn Sie, wie von den Herstellern empfohlen, diese energiereichen Fertigbreie Ihrem Kind schon im Alter von vier Monaten geben. Da diese Breie wesentlich mehr Kalorien enthalten als die zu ersetzende Milchmahlzeit, werden so schon frühzeitig Fettzellen angelegt, mit denen sich das Kind sein Leben lang abplagen muß.

Schlecht ist außerdem, daß diesen Fertigbreien Vitamine und Mineralstoffe in unterschiedlicher Höhe zugesetzt werden. Bei der Vitaminisierung vieler Produkte verliert die Mutter so den Überblick, wieviel Vitamine dem Kind künstlich zugeführt werden. Ein Problem bei allergisch veranlagten Kindern.

Durch die hochtechnisierte Verarbeitung gehen Nährstoffe verloren. Viele angebliche Vollkornbreie weisen kaum noch Ballaststoffe auf.

Und auch über den Geschmack läßt sich ja bekanntlich nicht streiten. Aber im Vergleich zu einem selbst gekochten Vollkornbrei schmecken die Fertigbreie eher pappig, und speziell die Fruchtbreie haben einen künstlichen Geschmack. Nur durch den Zusatz von Aromastoffen ist die ursprüngliche Fruchtsorte noch zu erahnen.

Einen Vorteil weisen die perlierten Fertigbreie aber doch auf: Sie lassen sich schneller und problemloser bereiten. Während man beim selbst hergestellten Vollkornbrei ständig umrühren muß, damit keine Klümpchen entstehen, sind die Instantflocken einfach nur mit heißem Wasser zu übergießen. Dieses ist auf Reisen von Vorteil.

Ist ein Zuckerzusatz notwendig?

Es ist nicht erforderlich, den Getreidebrei zu süßen. Durch richtige Kombination der Früchte ist der Brei bereits ausreichend süß. Auch wenn Sie meinen, der Brei müßte gesüßt werden, muß es von Ihrem Kind nicht ebenso empfunden werden. Im Säuglingsalter werden bereits die süßen Geschmacksvorlieben für später festgelegt, deshalb sollten Sie Ihr Kind nicht schon frühzeitig auf «süß» programmieren. Dabei ist es egal, ob Sie Zucker oder Honig verwenden: beides ist süß. Hiermit werden dem Säugling nur leere Kalorien zugeführt und der Grundstein für eine spätere Karies gelegt.

Welches Obst ist geeignet?

Für den Obst-Getreide-Brei verwenden Sie am besten frisches Obst nach der Saison. Gut geeignet sind Bananen und Äpfel. Da Bananen einen hohen Kohlenhydratanteil aufweisen, sollten sie nicht allein gegeben werden, sondern stets mit einer säuerlichen Frucht kombiniert

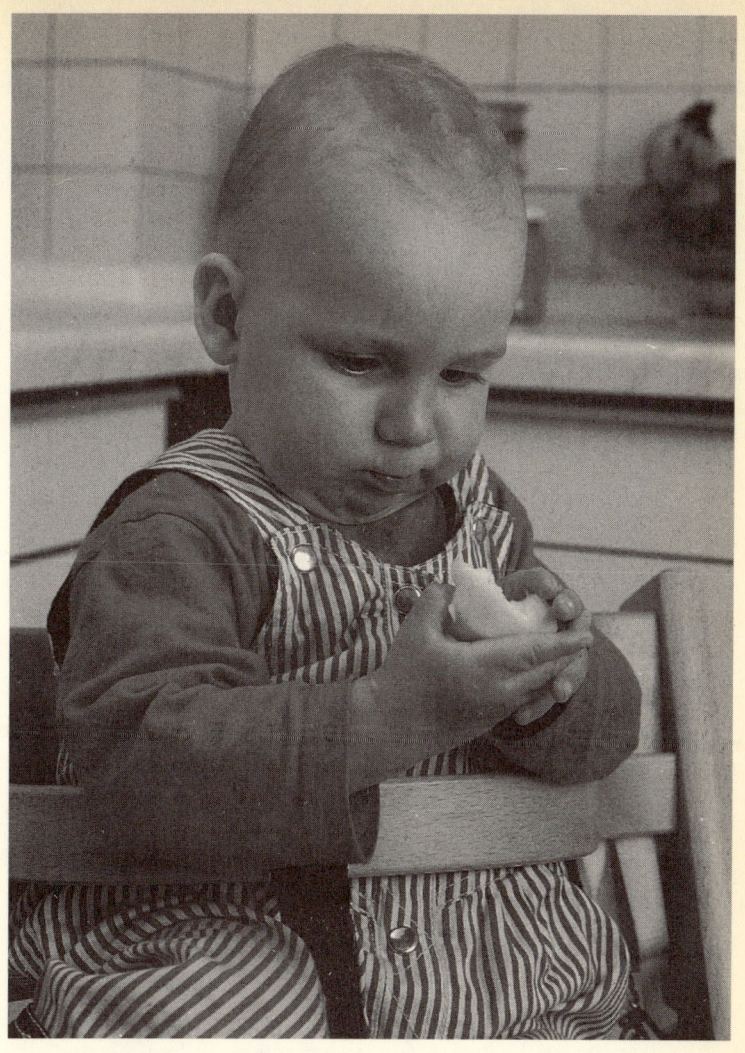

werden. Bananen sind stark mit Pestiziden behandelt, die sich in der Schale ablagern. Darum jegliche Schalenreste entfernen und die Banane an jedem Ende 1 cm abschneiden. Wenn Sie etwas besonders Gutes für Ihr Baby tun wollen, dann leisten Sie sich Bananen aus dem Bioanbau.

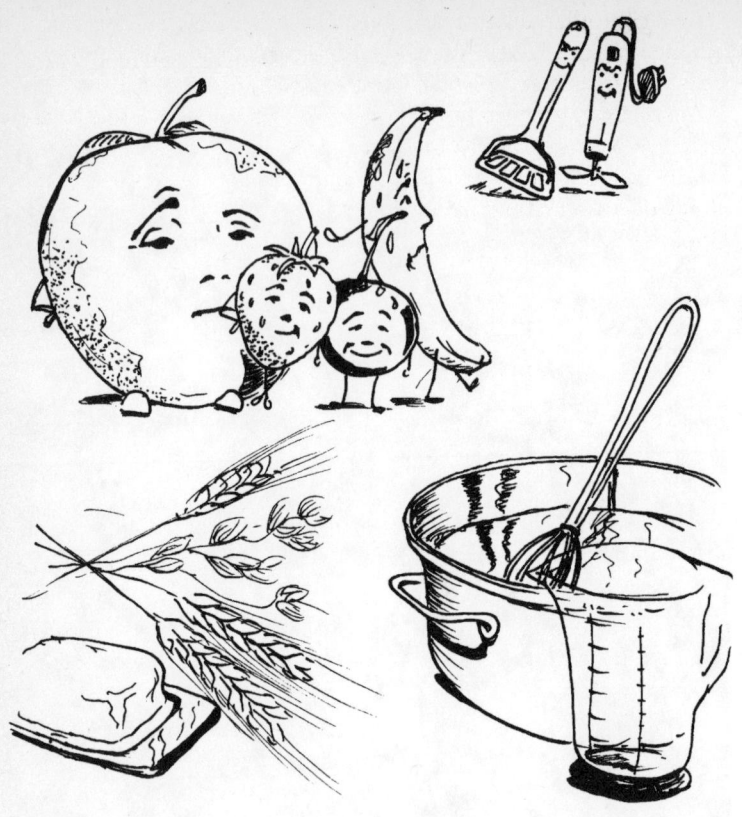

Besonders beim Apfel kann je nach Sorte der Vitamingehalt stark schwanken. Während die auf schönes Aussehen gezüchteten «Golden Delicious» einen Vitamingehalt von ca. 6 mg/100 g aufweisen, hat der «Ontario» ca. 30 mg je 100 g, was bei den kleinen Füttermengen durchaus eine Rolle spielt. Ebenfalls Vitamin-C-reich sind die Apfelsorten Berlepsch, Idared und Jonagold.

Um Unverträglichkeiten sofort zu erkennen, sollten Sie nur eine neue Obstart zur Zeit einführen. Seien Sie zurückhaltend mit exotischen Früchten.

Pfirsiche, Aprikosen, Johannisbeeren und Heidelbeeren wirken abführend, Bananen dagegen stuhlfestigend. Zitrusfrüchte und Erdbeeren können leicht zum Wundsein führen.

Eine gute Alternative stellen Avocados dar: Sie sind leicht verdaulich, haben einen hohen Anteil an ungesättigten Fettsäuren und lassen sich gut mit anderen Früchten kombinieren.

Anstelle von frischem Obst können Sie ebenfalls ungezuckertes TK-Obst oder reines Früchtekompott aus dem Gläschen verwenden. Achten Sie beim Einkauf von Gläschen darauf, daß diese weder Zucker, Honig oder Dicksaft enthalten. Das gleiche gilt, wenn Sie sich für den Kauf von Fertiggläschen mit Obst-Getreide-Brei entscheiden.

Rezepte – Getreide-Obst-Breie

Eine einfache und preiswerte Art, einen vollwertigen Getreidebrei herzustellen, gelingt unter der Verwendung von feingeschrotetem Getreide. Für eine Breimahlzeit gehen Sie wie folgt vor:

Grundrezept Getreidebrei

1 geh. EL feingeschrotetes Getreide oder Getreideflocken	mit
100 ml kaltem Wasser	verrühren und zum Kochen bringen. Ca. 5 Min. auf kleiner Flamme köcheln lassen.
1–2 EL Butter	einrühren und
100 g püriertes Obst	zugeben.

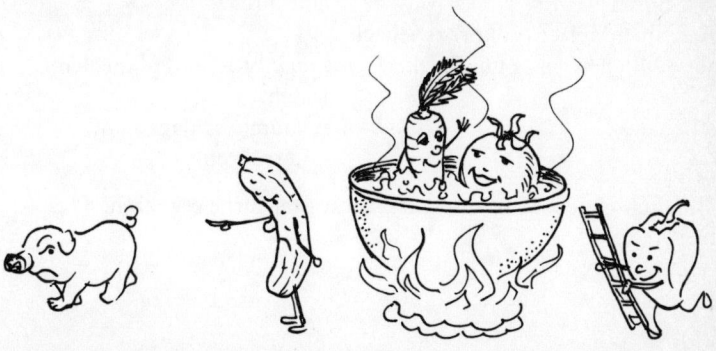

Noch schneller geht es mit Thermomehl:

1 EL Thermomehl	mit
100 ml kaltem Wasser	verquirlen und zum Kochen bringen. Auf kleiner Flamme ca. 2 Minuten köcheln lassen, dabei ständig rühren.
1–2 TL Butter	einrühren und
100 g püriertes Obst	zufügen.

Den Getreidebrei können Sie gleich für zwei bis drei Tage vorbereiten. Dafür kochen Sie Getreide mit Wasser in entsprechender Menge und füllen es portionsweise in gut verschließbare Gefäße ab. Kühl stellen. Vor dem Verzehr erwärmen und Obst zufügen.

Geschmackliche Varianten ergeben sich durch die Wahl der Getreide- und Obstsorte. Zusätzlich können Sie den Brei nach Lust und Laune geschmacklich verändern: Mit 1 MSp gemahlener Naturvanille oder
1 MSp Zimt oder
1 TL Carobpulver oder
1 TL Gerstenmalz oder
1 TL Sanddornelexier oder
1 TL Schlehenelexier.

Zwiebackbrei
(ab 6. Monat)

200 ml Wasser	abkochen.
1 EL Butter	einrühren.
2 Scheiben Weizenvollkornzwieback (ohne Milcheiweiß, ohne Zucker)	hineinbröseln und quellen lassen.
½ Banane	schaumig schlagen und unterrühren.

Mit frisch geriebenem Apfel oder zermuster Birne ergänzen.

Polenta mit Früchten
(ab 6. Monat)

125 ml Wasser	aufkochen.
25 g Maisgrieß	einstreuen und bei kleiner Hitze ca. 5 Min. unter Rühren kochen lassen.
1–2 TL Butter	zufügen und noch 15–30 Min. quellen lassen.

Mit ½ Gläschen Früchtekompott oder 100 g püriertem Obst nach Wahl verrühren.

Avocadocreme mit Äpfeln
(ab 6. Monat)

1 Avocado	schälen und das Fleisch mit pürieren. ¼ der Menge mit
3 EL Zitronensaft	und
1 geriebenen Apfel	
1 TL Honig oder Dicksaft	verrühren.
	Aus
100 ml Wasser	und
1 EL Getreideschrot nach Wahl	einen Getreidebrei bereiten und diesen mit der Fruchtcreme vermengen.
	Restliches Avocadopüree mit
1 großen geriebenen Apfel	
200 g Naturjoghurt	
60 g Honig	
40 g Haferflocken	und
40 g Rosinen	verrühren und als Nachtisch für die Großen oder als Zwischenmahlzeit servieren.

Der Getreide-Milch-Brei am Abend

Im zweiten Lebenshalbjahr wird die dritte Milchmahlzeit durch den Vollmilch-Getreide-Brei ersetzt. Dieser soll dem steigenden Bedarf des Babys an Energie sowie hochwertigem Eiweiß und an Mineralstoffen, besonders Kalzium und Phosphor, gerecht werden. Zur besseren Verwertung des Getreideeisens und zur Vitamin-C-Versorgung werden dem Milchbrei 3–4 Eßlöffel Orangensaft oder Vitamin-C-reicher Obstsaft (mindestens 40 mg/100 ml Vitamin C) zugefügt. Ebenfalls geeignet sind Vitamin-C-reiche Früchtekomposts.

Milchbreie eignen sich wegen ihres hohen Sättigungswertes gut als letzte Mahlzeit des Tages. Der Säugling bekommt in der Regel jetzt nur noch vier Mahlzeiten: eine Brust- oder Flaschenmahlzeit, eine volle Gemüsemahlzeit, einen Getreide-Obst-Brei und abends Vollmilch-Getreide-Brei. Viele Mütter reduzieren bereits im zweiten oder dritten Lebensmonat die Milchmahlzeiten von fünf auf vier. Wird dann auch noch zu früh Gemüse eingeführt, besteht die Gefahr, daß ein schlecht trinkender Säugling zuwenig Milch und damit auch zuwenig Eiweiß und Kalzium erhält, was er jedoch dringend für sein Wachstum benötigt.

Welche Milch ist die richtige?

Für die Zubereitung des Getreidebreis sollten Sie pasteurisierte Milch mit einem Fettgehalt von 3,5 % oder natürlichem Fettgehalt, am besten Landmilch in Pfandflaschen verwenden. Fettarme Milch ist nicht geeignet, da der Säugling auf die Fettzufuhr bzw. Zufuhr von fettlöslichen Vitaminen angewiesen ist. Geöffnete Packungen sollten stets gut gekühlt werden.

Da Milch für den Säugling ein Hauptnahrungsmittel darstellt, sollten Sie ein besonderes Augenmerk auf die Qualität der Milch legen. Aus dem Bioladen mit Demeter-Qualität ist sie zwar etwa doppelt so teuer wie die normale Milch, dafür aber nicht so stark mit chlorierten Kohlenwasserstoffen belastet. Sie können auch Rohmilch verwenden, wenn Sie diese, wie die Zubereitung es ohnehin erfordert, vorher abkochen.

H-Milch hat durch die Hocherhitzung gegenüber der pasteurisierten Milch einen etwas geringeren Vitamingehalt und weist einen

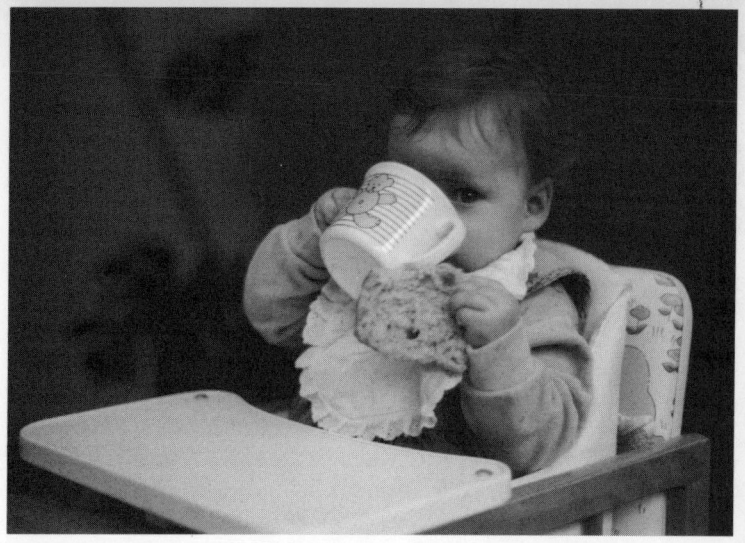

Kochgeschmack auf. Es spricht zwar aus rein ernährungsphysiologi-scher Sicht nichts gegen den Einsatz von H-Milch, in einer vollwerti-gen Säuglingsernährung sollte sie jedoch nur gelegentlich verwendet werden, z. B. wenn die Frischmilch mal ausgegangen ist.

Wenn Sie Ihr Kind gestillt haben, sollten Sie ihm die ersten beiden Wochen die Milch 1:1 verdünnt mit Wasser geben (siehe hierzu auch «Vollmilch», S. 171).

Alternativen für Kuhmilchallergiker

Das Weglassen des Grundnahrungsmittels Kuhmilch bereitet beim Kind im ersten Lebensjahr insofern Probleme, weil Kuhmilch der ein-zig vernünftige Kalziumlieferant ist. Kalzium ist ein wichtiger Mine-ralstoff, der nicht nur den Zähnen und Knochen Festigkeit verleiht. Wichtige Körperfunktionen wie Blutgerinnung, Stabilisierung der Zellmembranen und die Reizübertragung der Nervenzellen sind kalzi-umabhängig.

Das Problem der Kalziumversorgung stellt sich nicht, wenn Sie zur Herstellung des abendlichen Milchbreis anstelle der Kuhmilch industriell gefertigte Sojaanfangsnahrung verwenden (siehe «Antigenredu-zierte Nahrung», S. 66 f.). Die im Handel erhältlichen Spezialfertig-breie zur milchfreien Ernährung auf Sojabasis (Milupa SOM, Humana SL-Brei) sind allerdings gesüßt und zudem sehr teuer.

Die genannten Produkte sind mit Kalzium angereichert, um eine al-tersgemäße Versorgung zu gewährleisten. Zudem enthalten sie auch Mineralstoff- und Vitaminzusätze. Hierbei ist auffällig, daß jeder Her-steller unterschiedliche Mengen zufügt und die Unterschiede teilweise sehr hoch sind. So setzt die Firma Milupa beispielsweise 30 mg Kalzi-um mehr auf 100 ml trinkfähige Nahrung zu als die Firma Humana u. ä.

Weitere Alternativen zur Kuhmilch bieten sich mit Sojamilch oder Mandelmilch an. Sojamilch hat mit Milch im herkömmlichen Sinne nichts zu tun. Sie ist ein wäßriger Extrakt der Sojabohne. Ihr Energie-gehalt liegt weit unter dem der Kuhmilch, der Kalziumgehalt beträgt nur ein Fünftel von dem der Kuhmilch. Zudem enthält sie weniger Vitamine und weniger an diversen Mineralstoffen als Milch.

Sojamilch gibt es in Reformhäusern oder Bioläden zu kaufen, neuer-dings auch in Pfandflaschen.

Mandelmilch muß selber hergestellt werden. Entweder aus frischen Mandeln und Wasser, was sehr aufwendig und umständlich ist, oder aus fertig zu kaufendem Mandelmus und abgekochtem Wasser. Die Rezepturen hierfür sind sehr unterschiedlich und reichen von 1 Eßlöf-fel auf 150 ml bis 1 Eßlöffel auf 250 ml Wasser.

In der Regel werden Mütter, die ihrem Kind bisher Flaschennah-rung gegeben haben, auch für den abendlichen Milchbrei auf die kuhmilchfreie Säuglingsnahrung auf Sojabasis zurückgreifen. Die Handhabung ist ihnen vertraut und das Produkt griffbereit im Haus. Lehnen Sie als stillende Mutter prinzipiell diese aufbereiteten Spezial-nahrungen ab, dann ist eine optimale Kalziumversorgung Ihres Kindes *nach dem Abstillen* nicht mehr voll gewährleistet. Besprechen Sie mit Ihrem Kinderarzt, ob eine zusätzliche Gabe von Kalziumpräparaten sinnvoll ist, wenn Sie Soja- oder Mandelmilch für Ihr kuhmilchallergi-sches Kind bevorzugen.

☛ Egal für welche Möglichkeit Sie sich entscheiden, in der Zubere-tung ergeben sich kaum Unterschiede. Die *Milchmenge in den Re-zepturen für Milchbreie* wird lediglich ersetzt durch

Wasser und vorgeschriebene Pulvermenge Sojanahrung
oder   Wasser und Mandelmus (Mandelmilch)
oder   Sojamilch.

*1. Bevorzugen Sie Vollkorngetreidebreie, Thermomehl oder frisch ge-
schrotetes Getreide, dann verfahren Sie folgendermaßen:*
Ersetzen Sie die laut Rezept erforderliche Milchmenge durch Wasser
oder Sojamilch. Kochen Sie Flüssigkeit mit der vorgeschriebenen Ge-
treidemenge auf und lassen Sie es je nach Anleitung noch 2–10 Minuten köcheln. Bei Verwendung von Wasser anschließend Pulvernahrung
nach Herstellerangabe oder Mandelmus einrühren.

2. Verwendung von Instantflocken:
Kochen Sie die vorgeschriebene Flüssigkeitsmenge (Wasser oder Sojamilch) ab. Wenn Wasser verwendet wurde, die vom jeweiligen
Hersteller vorgeschriebene Menge an Sojanahrung oder Mandelmus
einrühren. Zuletzt die Instantflocken – ebenfalls nach Herstellerangabe – einstreuen und nochmals umrühren.

Rezepte für Getreide-Milch-Brei

Für eine Einzelportion können Sie je nach Alter und Appetit des Kindes von 200–250 ml Milch ausgehen und sich an nachfolgendes
Grundrezept halten:

2 geh. EL feingeschrotetes Getreide
oder Getreideflocken   mit
200 ml Vollmilch ☛   verrühren und zum Kochen
                                           bringen
                                           Ca. 5 Min. auf kleiner
                                           Flamme köcheln lassen.

3–4 EL Orangensaft oder
Vitamin-C-reichen Saft   unterrühren.

Bevorzugen Sie die kostspieligeren *Instantflocken,* dann gehen Sie wie folgt vor:

200 ml Vollmilch ⇨	aufkochen und
Instantflocken	nach Herstellerangaben
	einrühren.
3–4 EL Organensaft oder	
Vitamin-C-reichen Saft	zufügen.

Verträgt Ihr Kind weder Orangensaft noch andere vitaminierte Fruchtsäfte, dann rühren Sie etwas Fruchtkompott unter den Milchbrei.

☛ Kuhmilchallergikertips S. 120

Grießbrei mit Obst
(ab 6. Monat)

150–200 ml Vollmilch ⇨	zum Kochen bringen.
2 geh. EL Vollweizengrieß	einstreuen und bei mittlerer
	Hitze aufkochen lassen.
	Weiter auf niedrigster Stufe
	ca. 5 Min. ausquellen
	lassen, gelegentlich
	umrühren.

Nach Belieben mit geriebenem Apfel, kleingeschnittener/geschlagener Banane oder Fruchtmus aus dem Glas servieren.

☛ Kuhmilchallergikertips S. 120

Übergang zur Kleinkindkost (9.–12. Monat)

Gegen Ende des ersten Lebensjahres endet das Stadium, in dem Sie für Ihr Kind stets spezielle Babykost zubereiten müssen. Die Verköstigung wird zunehmend einfacher, weil die Mahlzeiten des Babys immer stärker denen der übrigen Familie ähneln. Oder andersherum: das Familienessen kann entsprechend den Bedürfnissen des Babys abgewandelt werden. Wenn Sie die Nahrungsmittel kindgerecht auswählen und zubereiten, lernt Ihr Baby schnell am Familienleben teilzuhaben. Es besteht auch jetzt keine Notwendigkeit, komplizierte Menüs anzubieten. Viel wichtiger ist es, daß das Kind regelmäßig gemischte und vollwertige Kost erhält. Ihr Kind möchte jetzt feste Sachen beißen und allein essen.

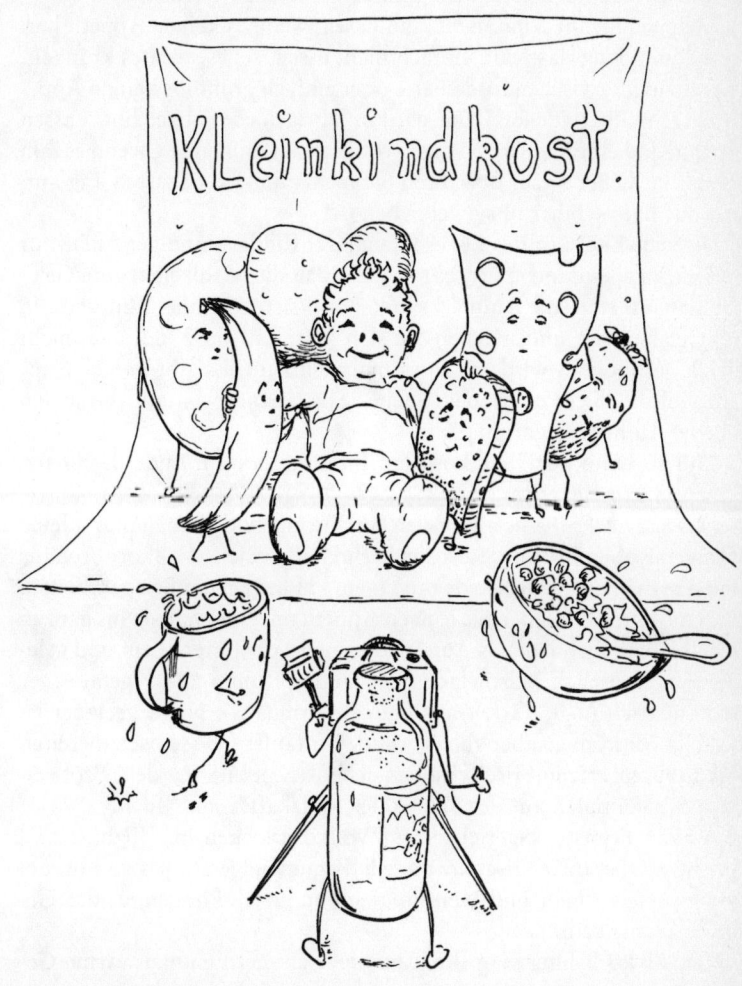

Achten Sie nicht nur auf das, was Sie essen, sondern auch, wie Sie essen. Kinder ahmen mit Vorliebe die Gewohnheiten ihrer Eltern nach. Nehmen Sie die Mahlzeiten in angenehmer und entspannter Atmosphäre ein.

Zeigen Sie Ihrem Kind, daß Essen keine Nebensache ist, sondern durchaus wichtiger Bestandteil des Familienlebens. Benutzen Sie es aber nicht als Erziehungsmittel. Nahrung sollte weder zum Trösten und Ablenken noch zum Disziplinieren eingesetzt werden.

Zwingen Sie Ihr Kind nicht zum Essen, wenn es keinen Appetit hat. Manchmal mag das Kind einfach nicht essen, sei es, weil es kränkelt, zahnt, zuviel zwischendurch hatte oder einfach grundlos keinen Appetit hat. Ein überladener Teller wird im übrigen eher abgelehnt. Lassen Sie Ihr Kind eine kleinere Menge probieren und füllen Sie, wenn es ihm schmeckt, lieber nach. Bewahren Sie nichts für den nächsten Tag auf, was auf Babys Teller übrig geblieben ist!

Für viele Eltern ist das Eßverhalten ihrer Kinder ständiger Anlaß zur Sorge. Ein Kleinkind spürt sehr schnell, daß die Mahlzeiten gute Gelegenheiten bieten, die Aufmerksamkeit auf sich zu lenken. Entwickeln Sie Gelassenheit und machen Sie sich klar, daß Ihr Kind auch nicht gleich verhungern wird, wenn es mal nichts ißt. Es gibt immer Nahrungsmittel, die es nicht mag. Suchen Sie Alternativen und vermeiden Sie viel Aufhebens darum.

Und so kann der Tageskostplan Ihres Kindes am Ende des ersten Lebensjahres aussehen:

Das ideale Frühstück ist reich an Eiweiß und enthält nur kleine Mengen Kohlenhydrate. Sie können Ihrem Baby jetzt Vollkornbrot aus feingemahlenem Vollgetreide mit einem kindgerechten Belag anbieten. Für eine Portion können Sie je nach Appetit mit einer halben bis ganzen Scheibe Brot rechnen. Als Aufstrich eignen sich Butter allein und gelegentlich zusätzlich Marmelade oder Honig, Rührei und vegetarischer Brotaufstrich (z. B. Tartex aus dem Reformhaus). Nicht geeignet ist Nutella. Sie können aber auch gesunde Brotaufstriche selbst zubereiten wie z. B. fruchtigen Frischkäse... (siehe Rezeptteil). Zu dem Brot reichen Sie Vollmilch aus der Tasse oder Malzkaffee mit Milch.

Andere Frühstücksgerichte sind Vollkornflocken mit Joghurt und frischem Obst oder Frischkornmüsli. Beginnen Sie am besten mit fein geschrotetem Hafer und Weizen. Nach und nach können Sie das Getreide grober schroten.

Zur Abwechslung mag Ihr Kind vielleicht gern einmal warme Ge-

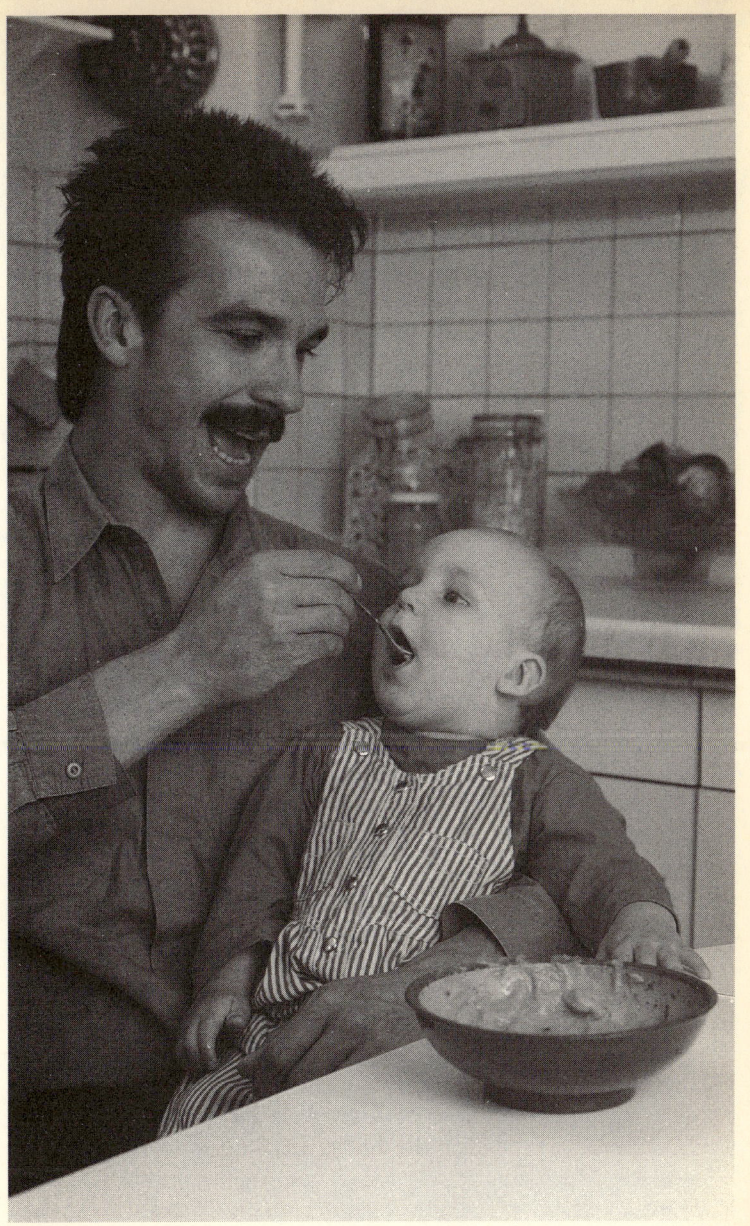

treidegrütze mit Früchten. In wenigen Minuten lassen sich Grützen zubereiten, wenn vorgeschrotetes Getreide und über Nacht eingeweichte Trockenfrüchte verwendet werden.

Als *Zwischenmahlzeit für den Vormittag* eignen sich Vollkornzwieback, -brot oder -brötchen und Stücke von rohen, geschälten Früchten wie z. B. Apfel, Birne oder Banane, da dieses nicht die Lust auf das Mittagessen verdirbt.

Lassen Sie Ihr Kind mit Knabbereien nie alleine, weil es sich verschlucken könnte. Besonders Erdnüsse sind wegen der Erstickungsgefahr im 1. Lebensjahr nicht geeignet. Harte Knabbereien sind wichtig zur Ausbildung gesunder Zähne und des Kiefers. Sie beruhigen das Baby während des Zahnens und fördern das Intersse am Selberessen. Sie bilden einen wichtigen Schritt auf dem Weg zur Selbständigkeit.

Der Gemüse-Fleisch-Brei entspricht schon weitgehend dem *warmen Mittagessen*. Das Gemüse brauchen Sie jetzt nicht mehr fein pürieren, sondern nur noch mit dem Kartoffelstampfer oder der Gabel zerdrücken. Den nächsten Schritt bildet die Mischung aus gewürfeltem und zerdrücktem Essen. Babys akzeptieren diesen Übergang von breiigem auf gewürfeltes Gemüse leichter durch grobe Stückchen, die sie selber in die Hand nehmen dürfen. Hat es sich an festere Nahrung gewöhnt, kann langsam Rohkost eingeführt werden. Hierfür mischen Sie am besten erst ein wenig rohes, fein geraspeltes Gemüse mit unter die Mittagsmahlzeit.

- Fleisch sollte zwei- bis dreimal pro Woche auf dem Speisezettel stehen,
- Fisch erst ab dem 2. Lebensjahr einmal pro Woche.
- Blähende Lebensmittel wie Kohl oder Hülsenfrüchte sollten nach wie vor mit Vorsicht gegeben werden.
- Als Fettlieferant darf jetzt auch kaltgepreßtes Öl eingesetzt werden.

Auch wenn Ihr Kind am Familienessen teilhaben darf, verträgt es noch nicht alles! Nehmen Sie eine Portion für Ihr Kind ab, bevor Sie das Essen für den Rest der Familie würzen. Die Mengen werden gegenüber der ersten Phase (5.–8. Monat) je nach Appetit erhöht. Pro Portion können Sie mit etwa 250 g rechnen.

Der Getreide-Obst-Brei nachmittags wird durch Obst und gesunde Knabbereien ersetzt. Bieten Sie Ihrem Kind keine Süßigkeiten wie Schokolade, Milchschnitte oder Müsliriegel an. Auch wenn Sie in der Werbung als sehr gesund angepriesen werden, so enthalten sie nur viel

Zucker und begünstigen hierdurch den Zahnverfall und verderben den Appetit. Durch den Einfluß der Umgebung wird Ihr Kind zwangsläufig irgendwann mit Süßigkeiten konfrontiert. Ein totales Süßverbot kann allerdings das Gegenteil von dem bewirken, was Sie eigentlich bezwecken. Daher ist es eher empfehlenswert, das natürliche Bedürfnis nach Süßem durch frisches Obst, süße Brotaufstriche oder selbstgemachte Knabbereien und Desserts zu befriedigen.

Das Abendessen besteht ähnlich wie das Frühstück aus einem Butterbrot mit warmer Milch. Auch hier können Sie ab und zu eine ungesüßte Milchspeise kochen.

Rezepte – 9.–12. Monat

Die nachfolgenden Rezepte sollen zeigen, wie ein vollwertiges Familienessen auch mal ohne Fleisch zubereitet werden kann.

Kinder lieben nicht nur Essen, was sie in die Hand nehmen dürfen, sie essen auch viel langsamer als die Großen. Bratlinge, Waffeln und Gemüsestücke (egal, ob roh oder gegart) sind deshalb eine tolle Lösung. Für Kinder mit einer Kuhmilchallergie oder -unverträglichkeit sind leider ein paar Rezepte nicht geeignet, zu erkennen an dem Symbol ☹.

Die übrigen Rezepte sind allergikergerecht bzw. bieten Austauschmöglichkeiten für Allergiker. Dabei sollten die mit ☛ gekennzeichneten Produkte (Milchprodukte, Hühnerei) ausgetauscht oder weggelassen werden (im Rezept*text* vermerkt!)

Wurden schon im Rezept selbst Alternativen angegeben, sollten Sie sich an diese halten. Verträgt Ihr Kind keine der genannten Alternativen (z. B. Soja) müssen Sie das Rezept leider für einige Zeit von dem Speiseplan Ihres Kindes streichen.

☛ *Hühnereier lassen sich prima ersetzen durch:*
  1. Sojamehl (pro Ei 1 EL und 1 EL Wasser)
  2. Pflanzliche Bindemittel wie Biobin (Reformhaus) oder Nestargel (Apotheke) (1 Meßlöffel – der Verpackung beiliegend – und 1 EL Wasser pro Ei).

☛ *Vollmilch kann ersetzt werden durch:*
1. Wasser und Sojanahrung
2. Sojamilch
3. Wasser und Mandelmus
4. im Notfall Wasser pur

Allergisch veranlagte Kinder vertragen häufig den in Gemüsebrühe enthaltenen getrockneten Sellerie nicht, weil er ein von Natur aus histaminreiches Gemüse ist. Verwenden Sie in diesem Fall statt der im Rezept angegebenen Brühe lieber Wasser und schmecken nochmals mit wenig Salz und Kräutern ab.

Bei den Rezepten haben wir uns für jeweils nur *eine* Zubereitungstechnik, sprich Herdplatte *oder* Mikrowelle, entschieden. Selbstverständlich läßt sich je nach persönlicher Vorliebe die eine Garmethode immer durch die andere ersetzen.

Babys erstes Frischkornmüsli

1–2 EL feingeschroteter Weizen	
oder Hafer	über Nacht in
2–4 EL Wasser oder Joghurt ☛	einweichen (Kühlschrank).
100 g frisches Obst	kleinschneiden und mit
1 TL gemahlenen Nüssen oder Samen	zu dem Brei geben.

☛ Joghurt nicht bei Kuhmilchallergie verwenden, es sei denn, Ihr Kind verträgt gesäuerte Milchprodukte (nach Rücksprache mit dem Kinderarzt!).

Brotaufstriche

Fruchtiger Frischkäse ☹

100 g Doppelrahmfrischkäse	
150 g Naturjoghurt (3,5 % Fett)	
1 EL Birnendicksaft	und
150 g entsteinte Aprikosen oder Nektarinen	zusammen pürieren.
1 Blatt Gelatine oder 1 TL gemahlene Gelatine	in kaltem Wasser 5 Min. einweichen. Bei kleinster Hitze auflösen (In der Mikrowelle bei 180 W 20–40 Sek.).

Ein paar Teelöffel Creme in die Gelatine rühren, dann dieses Gemisch mit der restlichen Creme verquirlen und kalt stellen. Füllen Sie die Creme in ein ausgewaschenes Marmeladenglas (ca. 450 g). Im Kühlschrank ist der Fruchtaufstrich ca. 3 Tage haltbar. Er läßt sich aber auch portionsweise, z. B. à 150 g einfrieren.

Selbstverständlich können auch andere Früchte verwendet werden, z. B. Beerenfrüchte. Je nach Sorte sollten Sie die Menge an Birnendicksaft erhöhen, da der Aufstrich sonst zu herb wird.

☹ Für Allergiker nicht geeignet.

Aprikosen-Honig-Aufstrich
(ergibt 4 mittelgroße Gläser)

1 kg Aprikosen	waschen, entsteinen und mit
50–100 g Honigmarzipan	pürieren.
15 g Konfigel aus Pektin und Stärke z. B. von Runge	einrühren.
300 g flüssigen Honig, z. B. Akazie	zufügen.

Alles unter Rühren bei mittlerer Hitze zum Kochen bringen und ca. 3 Minuten unter Rühren sprudelnd kochen lassen.

Die Masse sofort in ausgewaschene, heiß ausgespülte Gläser geben und mit Twist-off-Deckeln verschließen. Gläser umdrehen und 2 Minuten auf dem Kopf stehen lassen. Umdrehen. Nach dem Anbrechen das Glas im Kühlschrank aufbewahren und baldmöglichst verbrauchen.

Auch sehr lecker: Statt der Aprikosen 500 g Blaubeeren und 500 g Birnen verwenden. Nach Belieben mit Ingwer abschmecken!

Fruchtaufstrich

100 g getrocknete Aprikosen	(einweichen)
1 EL geriebene Mandeln	und
100 g Butter	zusammen pürieren.

Getreidegrütze mit Früchten

Für 1 Eßlöffel Getreide rechnet man 100 ml Flüssigkeit (entweder Milch, Wasser oder Fruchtsaft). Setzen Sie das Getreide und die Flüssigkeit kalt an und kochen Sie es unter gelegentlichem Umrühren 5–10 Minuten. Getrocknete Früchte über Nacht in Wasser oder Saft einweichen.

Folgende Kombinationen sind möglich:

1. 2 EL feingeschroteter Hafer
    1 EL gemahlene Nüsse (nicht bei Allergikern)
    25 g Rosinen
    100 ml Apfelsaft
    100 ml Wasser oder
2. 2 EL gemahlene Gerste
    4 getrocknete Aprikosen (ungeschwefelt)
    200 ml Milch ☛

Hafergrütze mit Früchten

80 g Nackthafer, feingeschroten	in
⅛ l Wasser	ca. 30 Min. quellen lassen.
¼ l Wasser	zum Kochen bringen und den gequollenen Hafer- schrot einrühren.
¼ l lauwarme Vollmilch ☛	
½ TL Vanillepulver	
2 EL Honig	und
2 MSp Safran	zufügen und bei geringer Hitze 20 Min. quellen lassen. Nach dem Erkalten
100 ml Sahne ☛	steifschlagen und unterziehen
300–500 g Früchte nach Wahl	
z. B. Beeren, Orangen oder Bananen	mit der Creme servieren.

Das Rezept ist als Dessert für 4 Personen berechnet. Die Creme eignet sich aber auch als süßes Hauptgericht.

☛ Für Kuhmilchallergiker die Milch durch Sojamilch oder Mandel- milch ersetzen. Oder ¼ l abgekochtes Wasser und Sojanahrung nach Herstellerangabe anrühren und statt der Milch verwenden. In jedem Fall Sahne weglassen!

☛ siehe S. 127

Amarant-Früchte-Brei

100 g Amarant	in
1 TL Butter	anrösten.
200 ml Vollmilch ☛	dazugießen, kurz aufkochen und dann ca. 10 Min. bei kleinster Hitze quellen lassen.
100 g Beerenfrüchte	oder
1 Pfirsich (kleingeschnitten)	dazugeben.

Fruchtiger Milchreis
(Familienrezept)

250 g Avorio-Reis (Reformhaus),
1 l Vollmilch ☞ und
1 Prise Salz in einer Jenaer-Glasschüssel mit
Deckel in der Mikrowelle bei der
höchsten Leistungsstufe (700 W,
ca. 11 Min.) aufkochen lassen.
In 20 Min. auf 180 W ausquellen
lassen.

Dazu passen Apfelmus, gebräunte Butter und Zimt oder Sauerkirschen und Vanille oder Heidelbeeren.

Tip für Allergiker:
Manche Kuhmilchallergiker vertragen Sahne, weil sie durch den hohen Fettgehalt weniger Eiweiß enthält. In diesem Falle Reis in Wasser garen und einen Becher geschlagene Sahne unterziehen. Oder: Nach dem Garen in Wasser Babys Portion abfüllen und unter den Rest geschlagene Sahne ziehen.

⇨ siehe auch S. 127

Kürbis-Kartoffel-Mus

150 g Kartoffeln putzen und würfeln. Mit
200 g Kürbisfleisch im Dünsteinsatz in 15 Min.
weich dünsten und in eine
Schüssel geben.

50 ml abgekochte Vollmilch ☞ und
1 TL Butter zufügen und alles mit der Gabel
zerdrücken. (Nach Belieben mit
gehackten Kürbiskernen bestreuen).

Vorab: 1 großen Hokkaidokürbis (ca. 2 kg) zerteilen, schälen, entkernen und das Fruchtfleisch grob würfeln. Es bleibt etwa 1 kg Fruchtfleisch zum Garen übrig! Danach 200 g fürs Baby abnehmen, aus dem Rest eine Cremesuppe für den Familien-Mittagstisch kochen!

Kartoffelcremesuppe
(4 Suppentassen)

500 g Kartoffeln	schälen und kleinschneiden. In
¼ l Gemüsebrühe	zum Kochen bringen und ca. 20 Min. garen. Kartoffeln in der Brühe pürieren.
ca. 350 ml heißes Wasser	hinzufügen und rühren, bis eine nicht zu dünne Suppe entstanden ist.
100 g Doppelrahmfrischkäse ☛	unterrühren und mit
1–2 TL frischen oder TK-Kräutern	abschmecken und evtl. mit
Kurkuma und Safran	einfärben.

☛ siehe auch S. 127

Die Suppe schmeckt sehr mild und ist fix zubereitet. Sie ist beliebig zu variieren, je nachdem welche Gemüsesorte Sie im Haus haben (z. B. Zucchini, Karotten, Kürbis usw.).

Ideal als Mittagessen für die Kleinen oder Abendessen für die Familie.

☛ Für Kuhmilchallergiker das Rezept bitte um 100 ml heißes Wasser reduzieren. Lassen Sie den Frischkäse weg und ersetzen Sie ihn durch Sahne, falls Ihr Kind sie verträgt.

Möhrenrohkost

250 g Möhren	waschen, putzen und feinraspeln.
50 g ungeschwefelte Rosinen	
2 EL gemahlene Mandeln	und
2 EL Apfel- oder Birnendicksaft	unterheben.

Käse-Ei-Soufflé ☹

1 Ei	mit
125 ml Vollmilch	und
2 EL geriebenem Gouda	und
1 EL gehackten frischen Kräutern	verquirlen. In eine kleine gefettete, feuerfeste Form gießen.

Backen: Gas Stufe 4 (= 180–200 °C) ca. 30 Minuten.

☹ Für Allergiker nicht geeignet.

Soja-Hafer-Fladen

30 g Schmelzflocken,	
20 g Sojamehl, vollfett	und
1 Prise Salz	in einer Schüssel mischen,
⅛ l Vollmilch ☛	dazugießen.
1 Ei ☛	zufügen und alles zu einem flüssigen Pfannkuchenteig verrühren. Den Teig 15–30 Min. quellen lassen.
Öl	in einer Pfanne erhitzen und 2–3 kleine goldbraune Pfannkuchen backen.

Dazu passen geraspelte Äpfel mit Zitronensaft oder Fruchtaufstriche ohne Zucker, z. B. Apfelkraut.

Blumenkohl mit Gerstenschrot
(2 Portionen)

1 kleinen Blumenkohl (600–700 g)	putzen, in Röschen teilen und waschen. In
400 ml Wasser	ca. 15 Min. weich-kochen. Nach 10 Min. Koch-zeit
4 EL Gerstenschrot (ca. 60 g)	einstreuen und immer wieder umrühren. Mit dem Kartoffelstampfer zerdrücken und
2 EL Butter	zufügen.
Frisch gehackte Petersilie	darüberstreuen.

Bratlinge
(Grundrezept für 10 Stück)

½ l Gemüsebrühe	zum Kochen bringen.
200 g Weizen- oder Haferschrot	einrühren und 5 Min. bei schwacher Hitze kochen lassen. Den Topf vom Herd nehmen und den Brei etwa 30 Min. ausquellen lassen. Anschließend mit
4 Eiern ☛	
4 EL Weizenkeimen,	
4 EL Edelhefeflocken,	
4 EL Vollkornbröseln (nicht, wenn Sie die Eier austauschen!)	
2 EL gemahlenen Kernen (z. B. Sonnenblumenkerne, Nüsse)	sowie
2 TL frischgehackten Kräutern	vermengen und aus dem Teig ca. 10 Bratlinge formen und diese in heißem Öl braten.

☛ siehe auch S. 127

Die Bratlinge können mit jeder beliebigen Getreidesorte zubereitet werden. Geschmackliche Variationen ergeben sich, wenn Sie in den

Teig geraspelte Möhren oder gekochtes Gemüse (z. B. Blumenkohl, Brokkoli) geben. So lassen sich prima Gemüsereste vom Vortag verwerten.

Als Beilage eignen sich Gemüse oder Salat. Immer lecker zu Bratlingen ist ein Joghurt-Kräuter-Dip!

Kernige Puffer
(12–15 Stück)

$3/4$ l Gemüsebrühe	zum Kochen bringen.
100 g feingeschroteten Weizen	und
75 g kernige Haferflocken	einrühren und etwa 15 Min. köcheln lassen. Danach noch ca. 30 Min. ausquellen lassen.
1 Zwiebel	feinhacken und in
1 EL Butter	glasig dünsten.
50 g gemahlene Mandeln,	
2 EL Sojamehl, vollfett	und
3 EL frische Kräuter	zum Schrotbrei geben und alles gut vermengen.

Der Teig ist relativ feucht und sehr weich. Die Masse am besten mit einem Eßlöffel in die Pfanne geben und portionsweise in Sonnenblumenöl braten. Bratdauer pro Portion (3–4 Stück) 10–15 Minuten.

Müsli-Napfkuchen
(12–15 Stück)

200 g Vollrohrzucker oder Honig	und
200 g Butter oder Margarine	schaumig rühren.
4 Eier ☞	unterrühren.
100 g Weizenvollkornmehl,	
100 g Weizenmehl (Type 550),	
1 TL Backpulver	und
150 g Müsli ohne Zuckerzusatz und Nüsse	unterziehen.
Ca. ¹/₈ l Kuhmilch ☞	zugeben und den Teig noch ca. 30 Min. quellen lassen. Danach in eine gefettete, mit Paniermehl ausgestreute Napfkuchenform geben.

Backen: Gas Stufe 3, Strom 180 °C ca. 60 Minuten.

☞ siehe auch S. 127

Vegetarischer Gemüsetopf
(Familienessen)

1 Bund Lauchzwiebeln	waschen, putzen und in Ringe schneiden.
2 Kohlrabi (mittelgroß)	
3 große Möhren	
1 Fenchelknolle	und
1 rote Beete (mittelgroß)	putzen und waschen. Alles in kleine Würfel schneiden und beiseite stellen. Die Lauchzwiebel in
1 EL Butter oder Öl	kurz andünsten. Restliches Gemüse zufügen und
1 l Gemüsebrühe	aufgießen. Sobald das Ganze zu kochen beginnt,
100 g Buchstabennudeln	einstreuen und weitere 10 Min. köcheln lassen.

Dazu passen frisches Stangenbrot oder herzhafte Vollkornbrötchen.

☞ siehe auch S. 127

Karottenwürfel und Nudeln in Gemüsebrühe

250 g Möhren	putzen, waschen u. würfeln,
350–400 ml Wasser	zum Kochen bringen.
1 TL Instantgemüsebrühe	und
25 g Buchstabennudeln	mit den Möhren ins Wasser geben und in ca. 10 Min. garen.
2 TL Pflanzenöl	hinzufügen.

Möhrenflan mit Kressesahne ☹
(4 Portionen)

125 g Schlagsahne	in einem offenen Gefäß in der Mikrowelle bei 700 W ca. 3 Min. einkochen. Von
1 Beet Kresse	die Blättchen herunterschneiden und unter die Sahne ziehen. Mit etwas
Salz	würzen.
250 g Möhren	putzen, waschen und in dünne Scheiben schneiden.
1 kl. Zwiebel (ca. 40 g)	pellen und sehr fein hacken. In
25 g Butter	bei 700 W in ca. 2 Min. glasig dünsten. Möhren mit
2 EL Wasser	hinzufügen und geschlossen bei 700 W in ca. 7 Min. garen. Das Gemüse abgedeckt 5 Min. ruhen lassen.
2 Eier	und
100 ml Sahne	unterrühren und alles pürieren. In 4 kleine Glasförmchen füllen und mit Mikrowellenfolie abgedeckt bei 360 W in ca. 7 Min stocken lassen. Anschließend stürzen.

Vorbereitete Kressesahne erwärmen und über die Flans gießen. Die Flans sind eine leckere Beilage zu Getreidebratlingen oder Pellkartoffeln!

☹ Für Allergiker nicht geeignet.

Möhrenquiche ☹
(4 Portionen)

250 g Möhren	waschen, schälen und feinreiben.
100 ml Milch	mit
100 g Vollmilchjoghurt,	
1 Eigelb	und
100 g Polenta	verschlagen. Mit
Koriander, Ingwer und Kurkuma	würzen.
1 Eiweiß	steifschlagen und unterziehen. Masse in eine gefettete, feuerfeste Auflaufform streichen.

Backen: 200 °C oder Gas – Stufe 4 ca. 25 Minuten.

Dazu paßt eine pikante Creme aus Joghurt und Kräutern. Die Quiche läßt sich auch «süß» zubereiten. Dafür die Gewürze durch Vanille ersetzen und die Masse mit Apfelscheiben belegen.

Möhren-Mandel-Sauce

300 g Möhren	waschen, putzen und kleinschneiden. In
⅛ l Gemüsebrühe	ca. 15 Min. garen. Möhren mit der Brühe pürieren.
200 g Sahne ☛	und
50 g gemahlene Mandeln	zufügen und kurz einkochen lassen.

Die Sauce ist eine leckere Variante für Nudeln und paßt ebensogut zu gekochtem Gemüse wie z. B. Blumenkohl, Brokkoli oder Fenchel.

☛ *Tip für Allergiker:* Statt der Sahne und Mandeln 200 ml heißes Wasser und 1 EL Mandelmus zugeben. Nochmals aufkochen und gut durchrühren.

☹ Für Allergiker nicht geeignet.

Pizzawaffeln
(8–10 Stück)

125 g Butter (nicht kühlschrankkalt)	schaumig schlagen.
4 Eier ☛	
½ TL Backpulver	und
⅛ l lauwarmes Wasser	unterrühren.
100 g Tofu	würfeln und
2 Äpfel	schälen und fein raspeln. Beides unter den Waffelteig ziehen. Mit
1 EL Tomatenmark, Pfeffer, Salz und Oregano	abschmecken und im Waffeleisen backen.

Um das Mittagessen komplett zu machen, gibt es dazu einen frischen Blattsalat, z. B. in einer süßlichen Sahnesauce!

☛ siehe auch S. 127

Reisschnitten ☹
(ca. 24 Stück)

100 g Vollkornrundreis	mit
250 ml Vollmilch	in der Mikrowelle bei 700 W in ca. 3 Min. zum Kochen bringen. Bei 180 W ca. 30 Min. quellen lassen. Reis abkühlen lassen.
50 g Rosinen (ungeschwefelt)	
20 g Kokosflocken	und
1 MSp Vanillepulver	unterrühren.

140

2 Eigelb, 50 g Butter, 1 TL Honig	cremig rühren und unter den Reis ziehen.
2 Eiweiß	steifschlagen und unterheben. Reismasse in eine gefettete, kleinere flache Form (Ausmaße ca. 20 x 25 cm) streichen und mit
50 g gehackten Mandeln	bestreuen bzw. die Hälfte vorher in die Form geben.

Backen: Gas – Stufe 3 = 180 °C 20–30 Minuten, bis die Reisschnitten goldgelb sind. Abgekühlt in kleine Streifen schneiden und im Kühlschrank aufbewahren. In gut verschließbaren Gefäßen halten sie etwa 2 Wochen.

☹ Für Allergiker nicht geeignet.

Herz-Kekse für das Baby

5 EL Weizenvollkornmehl
5 EL Sojamehl, vollfett
1 EL Honig, 1 Eigelb ☛
1 EL Öl (z. B. Sonnenblumenöl)   und
10 EL Wasser oder Sojamilch   mit dem Knethaken des Mixers zu einem festen Teig verarbeiten.

Teig auf bemehlter Arbeitsfläche ausrollen (ca. 30 x 30 cm Größe) und mit beliebiger oder Herzform ausstechen. Die Teigmenge ergibt etwa 25 Kekse, ein Backblech voll.

Backen: Bei Stufe 4 (Gasherd) = 180–200 °C (E-Herd) 15 Minuten.

Süße Waffeln
(6 Stück)

80 g Butter	und
80 g flüssigen Honig	schaumig rühren.
2 Eier ☞	unterrühren.
100 g Buchweizenmehl	
70 g Weizenvollkornmehl	und
½ TL Backpulver	mischen und mit
½ TL Naturvanille	in die Eiermasse rühren.
150 ml Mineralwasser	zufügen und den Teig quellen lassen. Im Waffeleisen backen.

☞ siehe auch S. 127

Die Waffeln eignen sich als nachmittägliche Zwischenmahlzeit, entweder so auf die Hand oder bestrichen mit Fruchtmus und Schlagsahne. Besonders lecker zu dem nussig-herben Geschmack vom Buchweizen sind pürierte Himbeeren oder Preiselbeeren.

Zusammenfassung

◆ Einführung der Beikost sollte zwischen dem 5. und 7. Lebensmonat erfolgen.

◆ Monat für Monat wird jeweils eine Milchmahlzeit (Brust oder Flasche) durch eine Breimahlzeit ersetzt.

◆ Zu Beginn wird am Mittag ein Gemüsebrei eingeführt, gefolgt vom Obst-Getreide-Brei am Nachmittag und einem Milchbrei am Abend.

◆ Im 1. Lebenshalbjahr empfiehlt es sich, für den Anfangsbrei Frühkarotten aus dem Gläschen zu füttern (geringer Nitratgehalt).

◆ Einmal aufgewärmte Breiportionen dürfen *keinesfalls* wiedererwärmt werden.

◆ Keinen frischen oder tiefgekühlten Spinat vor dem 3. Lebensjahr!

◆ Verzichten Sie auf Schweinefleisch und jegliche Innereien!

◆ Die Sicherstellung einer ausreichenden Eisenzufuhr erfordert eine gewissenhafte Zusammenstellung der Beikost.

◆ Achten Sie bei der Selbstzubereitung von Babys Essen auf Hygiene, Qualität der Nahrungsmittel und richtige Zubereitung.

◆ Kontrollieren Sie industriell vorgefertigte Beikostprodukte (Gläschenkonserven, Instantbreie) auf unerwünschte Zusätze.

◆ Vor dem 6. Lebensmonat keine glutenhaltigen Getreidesorten! Frischkornzubereitungen erst gegen Ende des 1. Lebensjahres.

◆ Führen Sie sowohl die verschiedenen Getreidesorten als auch Gemüse und Obst nacheinander ein (Allergiegefahr).

◆ Üben Sie Zurückhaltung bei exotischen Früchten und 5-Korn-Getreidemischungen.

◆ Achten Sie auf die Qualität der Kuhmilch, des Hauptnahrungsmittels für Säuglinge und Kleinkinder.

◆ Mandelmilch und reine Sojamilch können Kuhmilch u.a. hinsichtlich ihres Kalziumgehaltes nicht vollwertig ersetzen.

◆ Besonders unter dem Aspekt der Mineralstoffversorgung sollte die Beikostgestaltung bei Allergikern in Absprache mit dem behandelnden Kinderarzt erfolgen.

◆ Umstellung auf Kleinkindkost erfolgt im 10. Lebensmonat.

Babys Durst

Solange das Baby voll gestillt wird oder nur seine Flaschennahrung erhält, benötigt es in der Regel nichts Zusätzliches zu trinken. In starken Hitzeperioden sollten Sie allerdings Ihrem Kind zusätzlich Mineralwasser (siehe hierzu auch «Welches Wasser ist das richtige?», S. 71 f.) oder ungesüßten Tee anbieten.

Mit der Einführung der Beikost ist auf eine ausreichende Flüssigkeitszufuhr zu achten. Anderenfalls kann es zur Verstopfung kommen, da Beikost, besonders wenn sie aus Vollkorn hergestellt ist, viel Flüssigkeit zum Quellen im Darm benötigt.

Als Getränke geeignet sind:
→ Mineralwasser
→ selbstzubereitete, frisch aufgebrühte Tees, z. B. Fencheltee, Melissentee und Früchtetees (evtl. auf Wundsein achten) ohne Zuckerzusatz
→ ungesüßte Säfte gemischt mit Mineralwasser (1 : 3). Besonders geeignet sind rote Säfte, wegen ihres relativ hohen Eisengehaltes, oder die im Handel erhältlichen eisenangereicherten Säfte.

Nicht geeignete Getränke sind:
→ gesüßte Instantfertigtees (siehe Deklaration)
→ reine Obstsäfte bzw. -nektare, da sie von Natur aus etwa 10 % Fruchtzucker enthalten und somit auch Karies verursachen können und stark sättigen
→ Fruchtsaftgetränke, Limonaden und Cola
→ schwarzer Tee
→ Milch (ist ein vollwertiges Nahrungsmittel und kein Getränk!).

Wenn Ihr Kind bisher kein Flaschenkind war, sollte es auch jetzt nicht aus der Flasche trinken, da später das Abgewöhnen schwer fällt. Babys sind recht früh in der Lage, mit einem *Becher oder speziellen Lerntassen mit Trinkhilfen* umzugehen. Sicherlich, es ist viel einfacher und bequemer, wenn Kinder selbständig aus der Flasche trinken. Besonders für Mütter von «Frühaufstehern» stellt die Milchflasche eine große Verlockung dar, weil die Kinder durch die warme Milch und das Saugen an der Flasche häufig noch wieder einschlafen. Zahnschonender und ebenso beruhigend für das Kind ist es, wenn es einen Schnuller anstelle der Nuckelflasche erhält.

Flaschenkinder sind nicht so schnell für einen Becher zu begeistern. Wenn ein Kind aus der Flasche trinkt, müssen bestimmte Spielregeln eingehalten werden: In die Flasche gehören keine zucker- und säurehaltigen Getränke, und die Flasche sollte nicht als Nuckelersatz oder zum «Ruhigstellen» gegeben werden. Das Fläschchen sollte dem Kind auch nie alleine überlassen werden.

In unserer heutigen schnellebigen Gesellschaft müssen alle Bedürfnisse sofort befriedigt werden. Baby darf nicht schreien, sei es aus Langeweile oder Frust. Da die Mutter diesen Ansprüchen aber nur selten gerecht werden kann, erhält das Kind die Nuckelflasche als Zuwendungsersatz, nicht wissend, hiermit vielleicht den Grundstein für ein späteres Suchtverhalten gelegt zu haben. Wir wollen Sie hiermit nicht dazu anhalten, Ihr Kind schreien zu lassen. Aber wenn es bei jedem Unbehagen gleich die Nuckelflasche erhält, lernt es nicht, unangenehme Gefühle ohne Trösterchen auszuhalten.

Nuckelflaschensyndrom

Eigentlich fing alles mit der Einführung der Kunststoffbabyflasche im Jahre 1976 an. Baby bekam das Teefläschchen in die Hand gedrückt, ohne Angst, das Fläschchen könnte zerbrechen. Die Folgen sind heute weitreichend bekannt und wurden erstmals 1980 von dem Gießener Professor Wetzel aufgezeigt: Säuglinge und Kleinkinder, die über ihr Fläschchen zuckerhaltige Instantkindertees als Beruhigungstrank erhalten haben, zeigten gravierende Zahn- und Kieferschäden. Diese *Instanttees auf Kohlenhydratbasis* enthalten nur wenig Kräuterextrakt und bestehen zum überwiegenden Teil aus Saccharose (Haushaltszuk-

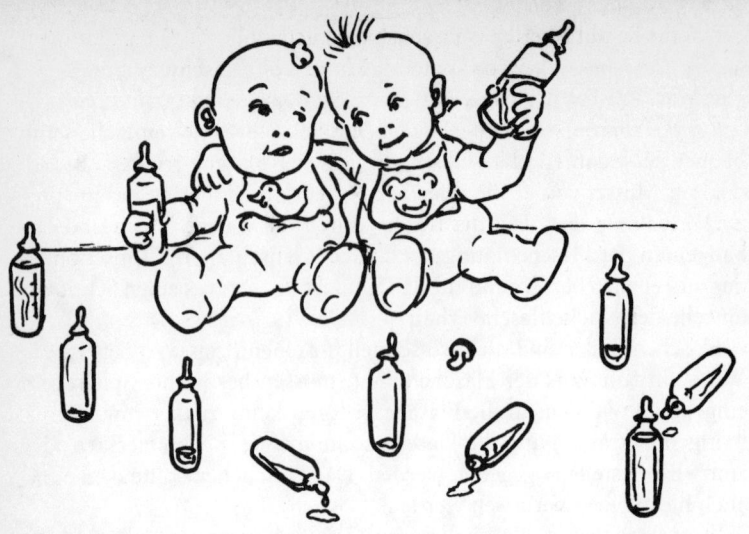

ker) und Glukose (Traubenzucker). Die verschiedenen Zucker lagern sich auf den Schneidezähnen ab (den höchsten Zuckergehalt haben Milupa-Instanttees). Auf diesen Ablagerungen wachsen Bakterien als sogenannte Plaques, die durch ihre sauren Stoffwechselprodukte den Zahnschmelz der Milchzähne auflösen. Der Umsatz von Kindertees ist zwar seit 1980 um 50–60 % zurückgegangen, das Verhalten der Eltern hat sich aber nicht viel verändert. Statt gesüßter Kindertees werden nun andere süße Getränke wie z. B. Kakao in die Flasche gefüllt.

Die Industrie hat schnell reagiert und ihre altgedienten Sorten mit Warnhinweisen versehen. Einige Firmen haben daneben *zahnfreundliche Tees auf Eiweißbasis* auf den Markt gebracht. Nicht erforscht ist allerdings, ob eine stete Zufuhr von isoliertem Eiweiß zwischen den Mahlzeiten wünschenswert ist. Auch ist nicht sicher, ob für entsprechend gefährdete Baby durch die Zufuhr von Fremdeiweißen nicht ein zusätzliches Allergierisiko gegeben ist. Milupa verneint dieses Risiko. Die Allergiediskussion ist für die Firma Alete dagegen Grund genug, keinen Tee auf Eiweißbasis anzubieten.

Wer das Allergierisiko vermeiden möchte, sollte Tee frisch aufbrühen. Ungesüßte Kräuter- und Früchtetees sind für Säuglinge gut geeignet und können je nach den geschmacklichen Vorlieben ausgewählt werden. Fenchel-, Anis-, Kamillen-, Malven-, Pfefferminz- und Melissentee wirken beruhigend und krampflösend. Bedenken Sie jedoch, daß Kräutertees Arzneien sind und Sie nicht zu lange bei einer Sorte bleiben sollten, wenn Sie auch in späteren Jahren noch eine Wirkung erzielen wollen.

Doch weder Tee auf Eiweißbasis noch frisch gebrühter Tee sollten zum Dauernuckeln gegeben werden. Dadurch, daß die Zähne ständig umspült werden, kann die neutralisierende Wirkung des Speichels entfallen und Karies gefördert werden. Auch Mineralwasser, ein Getränk, von dem man nun wirklich keine kariesfördernde Wirkung erwartet, ist säurehaltig. Wenn das Kind Mineralwasser ständig über die Flasche erhält, kann dies den Zahnschmelz der Milchzähne angreifen!

Was zu tun ist:
→ Nuckelflasche nicht als Beruhigungsmittel einsetzen.
→ Um dem starken Saugbedürfnis nachzukommen, geben Sie Ihrem Kind zum Beruhigen lieber einen Schnuller.
→ Verwenden Sie keine gesüßten Instantfertigtees oder süßen Sie ungesüßte Tees nicht nach.
→ Brühen Sie am besten den Tee selbst frisch auf.
→ Geben Sie Ihrem Kind mit der Flasche keine gesüßten oder säurehaltigen Getränke.
→ Versuchen Sie es möglichst schnell an das Trinken aus der Tasse zu gewöhnen.
→ Hat Ihr Kind sich bereits an gesüßte Getränke gewöhnt, können Sie es entwöhnen, indem Sie über mehrere Tage den Tee nach und nach weniger süßen, bis bald kein Zucker mehr enthalten ist.

Babysaft

Geht man nach den Empfehlungen der Industrie, dann sollte das Baby ab dem Alter von 6 Wochen bereits Saft ins Fläschchen erhalten, um den Vitamin-C-Bedarf zu decken. Dieses ist jedoch nur erforderlich, wenn Sie die Flaschenmilch selbst zubereiten. Muttermilch enthält ausreichend Vitamin C, und Fertigmilch wird mit Vitaminen angereichert. Mit der Einführung der Beikost kann Ihr Kind Saft als Zugabe zum Brei oder als Getränk mit Mineralwasser 1 : 3 verdünnt erhalten. Wegen der Kariesgefahr sollten Sie Ihrem Kind aber nur ungesüßten Saft anbieten, da dieser von Natur aus schon ausreichend süß ist. Dafür müssen Sie aber sorgfältig die Zutatenliste studieren, denn selbst Säfte, die laut Werbeaussage «ohne Zucker» sind, können diesen dennoch versteckt enthalten. Achten Sie darauf, daß Sie Ihrem Kind immer *reinen Saft* einschenken, denn der darf laut Gesetz nie gesüßt sein und hat immer einen Fruchtanteil von 100 %. *Fruchtnektar* hingegen hat nur einen Fruchtanteil von 50 % und darf gesüßt werden. *Fruchtsaftgetränke* brauchen nur 6 % und Limonaden nur noch 3 % Fruchtanteil haben und sind in der Regel immer gesüßt.

Denken Sie daran, daß auch verdünnte Säfte säurehaltig sind und nicht in die Flasche gehören. Geben Sie Ihrem Kind nicht zuviel Säfte, da diese stark sättigen und somit gerade vor dem Essen den Appetit nehmen.

Zusammenfassung

◆ Mit Einführung der Beikost braucht das Baby zusätzliche Flüssigkeit in Form von Tee, Wasser oder Säften.
◆ «Brustkinder» sollten nicht erst an die Flasche gewöhnt werden!
◆ Schnuller sind ein zahnschonender Nuckelflaschenersatz.
◆ In die Flasche gehören weder zucker- noch säurehaltige Getränke!
◆ Verzichten Sie auf Instanttees und brühen Sie statt dessen Tee frisch auf.
◆ Säfte sollten nur ungezuckert und verdünnt (1:3) gegeben werden.

Alternative Säuglings-ernährung im Vergleich

Durch die Zunahme unkonventioneller Ernährungsformen ergibt sich die Frage, ob und inwieweit Säuglinge und Kleinkinder mit einer alternativen Kostform versorgt werden können, ohne in ihrem Gedeihen beeinträchtigt zu werden. Viele Eltern befinden sich auf der Suche nach alternativen Lebensformen. In der Regel ist damit auch eine andere Ernährung verbunden. Ernährung bildet in diesem Fall einen Schritt vorwärts auf dem Weg hin zu einem anderen Lebensstil. Andere wiederum fühlen sich durch die herkömmliche Ernährung in ihrer Gesundheit beeinträchtigt. Der Anstieg ernährungsbedingter Zivilisationskrankheiten wie Übergewicht, Diabetes mellitus und Arteriosklerose ziehen den Wunsch nach gesünderer Ernährung nach sich.

Vitalstoffreiche Vollwertkost (nach Kollath)

Diese Ernährungsform – nicht zu verwechseln mit der Vollwerternährung – versucht nachzuweisen, daß naturbelassene Lebensmittel als Ganzes stets wertvoller sind als die Summe ihrer Bestandteile. In diesem Sinne unterscheiden die Vertreter dieser Kostform nicht verarbeitete «lebendige» Lebensmittel von solchen, die durch Erhitzung, Verarbeitung usw. «abgestorben» sind. Vollgetreide, Rohmilch, Nüsse, Obst und rohes Gemüse spielen bei dieser vitalstoffreichen Kostform eine übergeordnete Rolle.

In der Kinderernährung der Vollwertköstler, u. a. vertreten durch den Internisten *Dr. Bruker*, stellt *Frischkornmilch* einen idealen Ersatz für Muttermilch dar, wenn eine Mutter nicht stillen kann oder möchte. Die Frischkornmilch beinhaltet zwei Risiken: Zum einen kann die dafür verwendete Rohmilch bakteriell belastet sein und beim jungen Säugling akute Durchfallerkrankungen hervorrufen. Zum anderen kann bei erblich vorbelasteten Säuglingen durch die glutenhaltigen Getreidesorten Hafer, Weizen, Gerste die Zöliakie ausgelöst werden (siehe «Welche Getreide sind geeignet?», S. 108 ff.). Auch ist die Verwendung des vollen Korns zur Zubereitung der Frischkornmilch für junge Säuglinge bis zum 4. Monat nicht zu empfehlen, da die Bakterienbesiedlung des Darms noch nicht auf solche Ballaststoffverarbeitung ausgerichtet ist. Selbst der ab 4. Monat empfohlene Frischkornbrei ist bis zum Ende des ersten Lebensjahres abzulehnen.

Wird auf der einen Seite dem Säugling schon Rohmilch gegeben, so ist es auf der anderen Seite nach Ansicht von Dr. Bruker nicht mehr notwendig, dem Kind Milch zu geben, sobald es am Familienessen teilnimmt. Zwar kann der Eiweißbedarf auch über Getreide gedeckt werden, aber nicht der hohe Kalziumbedarf, der in diesem Alter maßgeblich ist. Die Beikostempfehlungen nach Bruker legen auch bei der Mittagsmahlzeit den Schwerpunkt auf Rohkost. Bei Bedarf können auch schonend gegartes Gemüse, Kartoffeln und Getreide nachgefüttert werden.

Von den abgewandelten Ernährungsempfehlungen nach dem Zahnarzt J. Schnitzer kann nur gewarnt werden! Es handelt sich hierbei um ein fast ausschließliches Rohkostprogramm, das für Säuglinge keinesfalls geeignet ist!

Vegetarische Ernährung

Der Vegetarismus ist die am weitesten verbreitete alternative Ernährungsform. Diverse Vegetarier hängen auch der im vorigen Abschnitt beschriebenen naturbelassenen Vollwertkost an. Vegetarier unterscheiden sich in:

– *Veganer* (strenge Vegetarier), die auf alles Tierische wie Fleisch, Fisch, Geflügel, Eier und Milchprodukte verzichten.
– *Laktovegetarier* essen außer pflanzlichen Lebensmitteln auch Milch und deren Produkte.

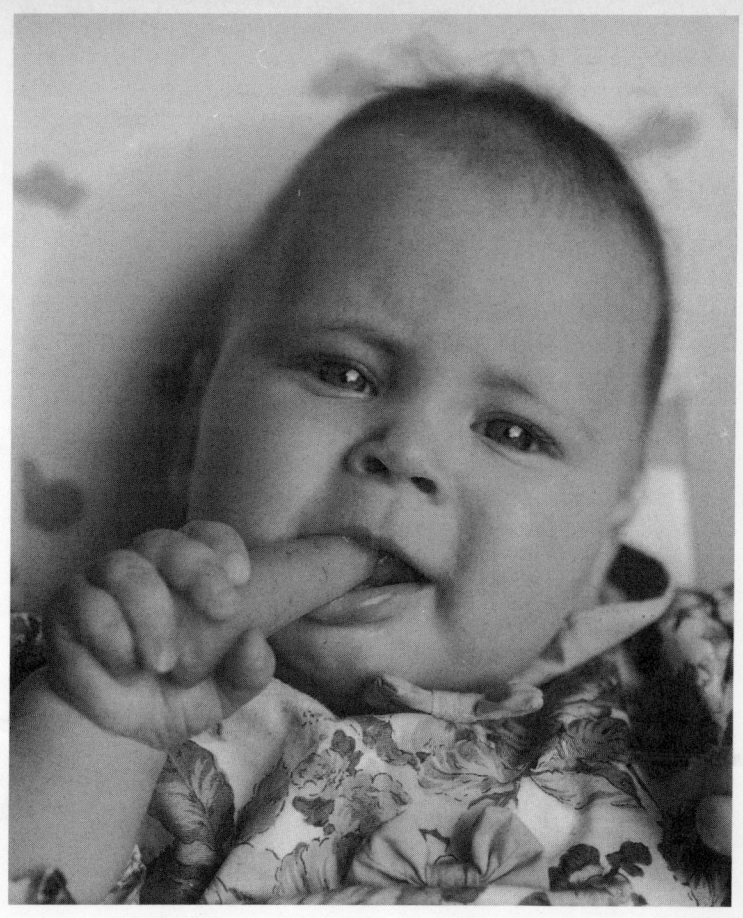

– *Ovolaktovegetarier* essen pflanzliche Lebensmittel, Milch, Milchprodukte und Eier.

Fast schon ein Übergang zur gemischten Kost ist die vegetarische Ernährung unter Einbeziehung von Milch, Eiern, Fisch oder Geflügel. Problematisch als Säuglingsernährung ist lediglich die strenge Form des Vegetarismus. Die ausreichende Zufuhr von Eiweiß, Vitamin B_{12}, Eisen und Kalzium, verschiedener Spurenelemente und eventuell von Fett ist nicht gesichert.

Besonders bedenklich ist die Vitamin-B_{12}-Versorgung. Nur tierische Lebensmittel enthalten dieses wichtige Vitamin. Sogar voll gestillte Kinder sich streng vegetarisch ernährender Mütter können Vitamin-B_{12}-Mangel aufweisen. Bei B_{12}-Mangel kommt es zur Schädigung des zentralen Nervensystems. Eine Veganerin sollte ihr Baby deshalb nur dann stillen, wenn sie wirklich ausreichend mit Vitamin B_{12} und Eiweiß versorgt ist. Eiweiß ist aus Aminosäuren zusammengesetzt. Dabei hat pflanzliches Eiweiß eine geringere Konzentration lebensnotwendiger Aminosäuren als Eiweiß aus Fleisch- und Fleischerzeugnissen. Nur durch gezielte Kombinationen von Getreide und Hülsenfrüchten läßt sich die Qualität des pflanzlichen Eiweißes dem des tierischen Eiweißes angleichen.

Mandelmilch als Flaschennahrung ist immer nur eine Notlösung. Sie enthält im Vergleich zu Mutter- oder auch Kuhmilch weniger lebensnotwendige Aminosäuren!

Eltern, die ihre Kinder streng vegetarisch ernähren, sollten sich über das Risiko einer Mangelernährung im klaren sein. Besonders deutlich wird dies in der Zeit des endgültigen Abstillens gegen Ende des 1. Lebensjahres. Im Vergleich zu konventionell ernährten Kindern sind jene Kinder kleiner und leichter. Positiv zu bewerten ist die geringe Zufuhr tierischer Fette und der hohe Gehalt hochwertiger Kohlenhydrate aus Vollgetreide, Gemüse und Hülsenfrüchten bei allen vegetarischen Kostformen. Daraus ergeben sich positive Langzeiteffekte auf Verdauung, Blutzuckerspiegel, Körpergewicht und Herz-Kreislauf-System.

Auch wenn bei der erweiterten Form des Vegetarismus, also der ovolaktovegetarischen Ernährung, keine Mangelerscheinungen zu befürchten sind, sollte ein besonderes Augenmerk auf die Eisenversorgung gelegt werden (siehe hierzu auch «Eisenmangel ohne Fleisch?», S. 92).

Makrobiotik

Die makrobiotische Ernährung ist eine besonders risikoreiche, ausschließlich weltanschaulich begründete Ernährungsform. Entstanden ist sie aus dem Zen-Buddhismus und erstrebt ein Gleichgewicht zwischen den Kräften Yin und Yang, die sich als Lebensprinzipien in allen Erscheinungen der Natur und damit auch der Nahrung wiederfinden.

Über 10 Stufen erreicht der Makrobiot auf der letzten Stufe eine reine Getreideernährung mit wenig Fett und Meersalz bei möglichst geringer Flüssigkeitszufuhr.

Die Ernährung besteht zu 70–90 % aus Vollkornprodukten und zu 10–30 % aus Gemüse.

Empfehlungen zur Säuglingsernährung stammen aus dem Organ der Makrobioten, den «Lima-Nachrichten». Dabei legen sie großen Wert auf das Stillen (durchschnittlich 13 Monate). Wird nicht gestillt, wird eine Getreidemilch aus einem Teil Getreide und 10 Teilen Wasser gegeben oder vorgefertigte Säuglingsanfangsnahrung auf Milch- oder Sojabasis.

Die erste Beikost ist für den 5. oder 6. Lebensmonat vorgesehen und setzt sich aus wenig Gemüse, Getreide und evtl. Meeresalgen zusammen. Das Getreide ist vorwiegend «süßer» Reis, der 1 bis 1 ½ Stunden gekocht wird in abnehmender Flüssigkeitsmenge bei steigendem Lebensalter. Diese Mahlzeit ist sowohl extrem energie- als auch vitamin- und kalziumarm. In den ersten zwei Lebensjahren ist weder Fleisch noch Fett oder Öl vorgesehen. Es ergeben sich hieraus *schwere Gedeihstörungen* durch Unterversorgung mit Eisen, Kalzium, Vitamin D und Vitamin C. Selbst Muttermilch stellt durch den Ernährungszustand der Mutter keine ausreichende Nahrungsquelle bezüglich des Angebots an Eiweiß, Kalzium, Eisen und den Vitaminen dar.

Mazdaznan- und anthroposophische Ernährung

Beide Ernährungsformen sind überwiegend vegetabil, und bei beiden stellt die Ernährung lediglich einen Teilaspekt der Lebensphilosophie dar.

Die Mazdaznan-Ernährung ist aus der Lebensauffassung Zarathustras (5. Jahrhundert vor Christus) überliefert. Atmung und Ernährung bilden den Schwerpunkt der Lehre. Die Nahrungsaufnahme sollte nur zu bestimmten Tageszeiten und gleichzeitig sehr bewußt geschehen. Es wird zwischen reinen und unreinen Nahrungsmitteln unterschieden, wobei Fleisch als unrein eingestuft wird. Die abwechslungsreiche, qualitativ hochwertige Kost gewährleistet ein gutes Gedeihen der Kinder. Wie bei der ovolaktovegetarischen Ernährung sollte unbedingt auf die Eisenversorgung geachtet werden!

Die anthroposophische Ernährungslehre geht zurück auf Rudolf Steiner (1861–1925). Grundlage der Ernährung bildet die hohe Nahrungsqualität, gewährleistet durch biologisch-dynamische Landwirtschaft. Daneben spielen jahreszeitliche Rhythmen bei Aussaat, Bearbeitung und Ernte, aber auch schonende Behandlungsverfahren der Lebensmittel eine wichtige Rolle. Die Lebensmittel werden unter dem «Demeter»-Warenzeichen vertrieben.

Für Säuglinge und Kleinkinder ist die Ernährungsform nicht ganz risikolos, weil sie arm an essentiellen Fettsäuren (Linolsäure) ist und die Vitamin-D-Prophylaxe gelegentlich unterbleibt. Auch hier muß auf die Eisenversorgung geachtet werden. Neugeborene und Säuglinge werden, sofern sie nicht gestillt werden, mit einer fett- und kohlenhydratreichen Halbmilch ernährt. Diese Alternative entspricht der selbsthergestellten Säuglingsmilch und ist akzeptabel, aber nicht optimal.

Zusammenfassung

◆ «Vitalstoffreiche Vollwertkost» ist für Säuglinge nicht zu empfehlen: Frischkornmilch und -brei können beim Säugling zu Durchfall und Zöliakie führen.

◆ Die strenge Form des Vegetarismus ist für Säuglinge aufgrund erheblicher Nährstoffmängel abzulehnen.

◆ Bei ovolaktovegetarischer und Mazdaznan-Ernährung ist auf eine ausreichende Eisenversorgung des Säuglings zu achten.

◆ Makrobiotische Ernährung ist für Säuglinge grundsätzlich nicht geeignet.

◆ Anthroposophische Säuglingsernährung ist nicht risikolos, da sie arm an essentiellen Fettsäuren ist.

Die kleinen Fragen
des Alltags

Schadstoffe

Wie können Schadstoffe in Babys Nahrung reduziert werden?

Obwohl manche Experten eine Gesundheitsgefährdung unserer Kinder durch die Schadstoffbelastung von Lebensmitteln leugnen, stehen wir dem Problem der Lebensmittelbelastung durch Schwermetalle, Pestiziden u. a. Fremdstoffe wütend und hilflos gegenüber.

Weltweit sind Zehntausende Chemikalien im Umlauf, deren Auswirkungen auf den menschlichen Organismus vor allem in Kombination miteinander noch nicht untersucht sind.

Beispielsweise reagieren Babys und Kleinkinder nachweislich besonders empfindlich auf Schwermetalle. Sie nehmen bezogen auf das Körpergewicht weitaus mehr auf als Erwachsene. Trotzdem gibt es bislang keine festgelegten duldbaren Aufnahmemengen für Schwermetalle. Es liegen lediglich Empfehlungen vor, und es besteht immer noch Unsicherheit, ab welcher Belastung es zu gesundheitlichen Auswirkungen wie Wahrnehmungsstörungen, Hirnschädigungen und Beeinträchtigung der Infektabwehr kommt.

Ähnliche Auswirkungen auf den kindlichen Organismus haben chlorierte Kohlenwasserstoffe (CKW) (siehe «Umweltschadstoffe in der Muttermilch?», S. 53). CKWs werden bereits während der Schwangerschaft von der werdenden Mutter über die Plazenta auf das ungeborene Kind übertragen. Die weitere Belastung erfolgt über die Muttermilch. Der Dioxinspiegel in Muttermilch ist erheblich höher als die für Nahrungsmittel diskutierte Höchstgrenze. Jenseits des Säuglingsalters werden CKW überwiegend dann über tierische Lebensmittel aufgenommen.

Es ist schwierig abzuschätzen, welche Mengen an CKW während der Kindheit aufgenommen werden, ebenso ab welcher Muttermilchbelastung es zu negativen Auswirkungen kommt. Das Zentralnervensystem und das Immunsystem sind die «Hauptangriffspunkte» von CKW, Schwermetallen und anderen Pestiziden.

Einen echten Schutz vor Giftstoffen in der Nahrung gibt es nicht. Aber Art und Zusammensetzung der Nahrung stellen Weichen für das sich entwickelnde Abwehrsystem des heranwachsenden Kindes:

→ Mit Sicherheit läßt sich behaupten, daß eine ausgewogene und vollwertige Ernährung den besten Schutz vor gesundheitlichen Beeinträchtigungen bietet. Die toxische Wirkung und die Aufnahmerate verschiedener Schwermetalle ist nachweislich abhängig vom Körperbestand lebensnotwendiger Mineralstoffe und Spurenelemente. Aus diesem Grunde ist eine Sicherstellung der Zufuhrempfehlungen für Eisen, Kalzium (und Vitamin D!) sowie Zink, Selen u. a. so wichtig!

→ Achten Sie beim Zubereiten von Flaschennahrung aus Fertigpulver oder Tees auf den Bleigehalt des Trinkwassers (siehe auch Kapitel «Welches Wasser ist das richtige?»)

→ Waschen Sie Obst und Gemüse für Ihr Baby gründlich unter fließendem Wasser und schälen es grundsätzlich ab! (Beide Verfahren zusammen reduzieren beispielsweise den Bleigehalt erheblich).

→ Kaufen Sie bevorzugt Saisonware, also richten Sie sich nach dem AID-Obst- und Gemüsekalender (Seite 87–90).

→ Bevorzugen Sie Obst und Gemüse aus kontrolliertem biologischem Anbau und Fleisch und Tierprodukte von Tieren aus artgerechter Tierhaltung (siehe auch «Bioanbau»).

→ Geben Sie Ihrem Kind im 1. Lebensjahr keinesfalls
Seefisch (stark dioxinbelastet)

Thunfisch	(quecksilberbelastet)
Süßwasserfisch	(quecksilberbelastet)
Sellerie	(bleihaltig und cadmiumbelastet)
Spinat	(neben dem hohen Nitratgehalt auch schwer mit Cadmium belastet)
Innereien	(«Bleibunker» u. a. Schadstoffe).

Obst und Gemüse aus dem Bioanbau?

Für Säuglinge und Kleinkinder sollte Obst und Gemüse aus kontrolliertem biologischem Anbau und Fleisch aus artgerechter Tierhaltung stammen. Wie eine Studie der Bundesforschungsanstalt für Qualitätsforschung zeigte, weisen Obst und Gemüse aus Bioanbau gegenüber den konventionellen Erzeugnissen nicht nur einen höheren Vitamin-, Mineralstoff- und Eiweißgehalt auf, sondern sind vor allen Dingen auch weniger mit Schadstoffen und Nitrat belastet. Da ein Säugling im Verhältnis zu seinem Körpergewicht über die Nahrung wesentlich mehr Schadstoffe aufnimmt als ein Erwachsener, ist es wichtig, auf die Qualität der Nahrung zu achten. Wenn es Ihnen nicht möglich ist, gerade im ersten Lebenshalbjahr für Ihr Baby Lebensmittel aus kontrolliertem Bioanbau zu kaufen, sollten Sie auf die streng kontrollierte Gläschenkost zurückgreifen.

Beim Einkauf von Biokost sollten Sie jedoch darauf achten, daß die Ware auch wirklich aus kontrolliertem biologischem Anbau stammt. Nicht alles, was den Beinamen «Bio» trägt oder als «garantiert rückstandsfrei» deklariert wird, muß damit auch aus kontrolliertem Anbau stammen.

Ein sicheres Zeichen für wahrhaft ökologisch erzeugte Produkte sind die Markennamen der sieben anerkannten Verbände des ökologischen Landbaus. Sie heißen: Demeter, Bioland (nicht zu verwechseln mit Biolan, was in einigen Supermärkten als Ökomarke angeboten wird), Biokreis Ostbayern e. V., Naturland, ANOG (Arbeitsgemeinschaft für naturnahen Obst-, Gemüse und Feldfruchtanbau e. V.), BÖW (Bundesverband ökologischer Weinbau) und der gerade für die neuen Bundesländer anerkannte Verband Gäa.

Während die konventionelle Landwirtschaft sich nur an ökonomischen Zielen orientiert, ist beim ökologischen Landbau eine ganzheitliche Betrachtung zwischen Boden, Pflanze, Tier und Mensch oberstes

Prinzip. Die Pflege der Bodenfeuchtigkeit soll durch organische Düngung und vielfältige Fruchtfolgen gefördert werden. Bei der Tierhaltung wird auf artgerechte Bedürfnisse der Tiere eingegangen, und der Einsatz von Hormonen, Wachstumsstoffen usw. ist verboten. Die Mitglieder des jeweiligen Verbandes sind zudem verpflichtet, ihre Produkte regelmäßig kontrollieren zu lassen.

Weitere Informationen über die Anbauweisen der einzelnen Verbände erhalten Sie direkt von den einzelnen Verbänden oder von der «Stiftung Ökologie und Landbau» (siehe Adressenanhang).

Am besten kaufen Sie ökologische Produkte direkt ab Hof bei Biobauern. Ein Verzeichnis hat die «Stiftung Ökologie und Landbau». Ohne Zwischenhandel ist die Ware erschwinglicher und allemal frischer. Vielfach besteht auch auf den Wochenmärkten die Möglichkeit, Bioware direkt vom Bauern zu kaufen.

Allergien

Was muß bei der Ernährung eines Babys mit einer Kuhmilch-allergie oder Milchunverträglichkeit beachtet werden?

Verträgt Ihr Baby keine Kuhmilch, ist mit Einführung der Beikost die Auswahl der Nahrungsmittel von ausschlaggebender Bedeutung. In vielen fertigen oder halbfertigen Produkten ist Milcheiweiß «versteckt» enthalten. Vor dem Kauf, egal ob es eine Gläschenkonserve oder ein Instantbrei zum Anrühren ist, sollten Sie peinlich genau die Zutatenliste studieren. Manche Hersteller erleichtern den Einkauf durch Aufdrucke wie «milcheiweißfrei» oder «ohne Milch» (z. B. Nestlé-Alete, Hipp, Drei Pauly). Erhalten Sie vom Hersteller keinen deutlichen Hinweis auf Milcheiweißfreiheit, dann achten Sie darauf, daß weder Vollmilch, Molkeeiweiß, Milcheiweiß, Vollmilchpulver, Magermilchpulver, Magermilchjoghurtpulver, Joghurt, Sahne[1] noch Butter[1] enthalten sind.

---

[1] werden aufgrund des geringen Eiweißgehaltes von manchen Allergikern vertragen.

Viele Nahrungsmittel des täglichen Lebens, die auch für Babys bzw. Kleinkinder im ersten Lebensjahr eine Rolle spielen, sind aus Milch hergestellt oder können diese enthalten. Dazu zählen:

➔ *Milchprodukte* – wie Joghurt, Dickmilch, Quark, Quarkspeisen, Käse, Hüttenkäse, Frischkäse, Schmelzkäse, Sahne, Crème fraîche/ Schmand

➔ *Produkte, die Milch enthalten können* – wie Margarine, Zwieback, Kleingebäck (Kekse und Waffeln), Knäckebrot, Kuchen, diverse Brotsorten (z. B. Weißbrot, Stuten), diverse Brötchen (z. B. Rosinenbrötchen), diverse Wurstsorten (z. B. Bockwürstchen, Mortadella usw.)

➔ *Fertigprodukte* – wie Kakao, Puddinge, Milchreis, Eiskrem, Nougatkrems, Schokolade.

Häufig wird bereits den Kleinen in der Karre vom netten Schlachter ein Stück Bockwurst angeboten. Diese müssen Sie leider ablehnen und statt dessen nach Wurst oder Aufschnitt ohne Milcheiweiß fragen. Grundsätzlich gilt, daß auf Lebensmittel, deren Zusammensetzung nicht genau zu ermitteln ist, verzichtet werden sollte.

Die Auswahl von Produkten ohne Milcheiweiß ist mittlerweile deutlich gestiegen. Besonders die Reformhäuser haben sich auf diese Kost eingestellt. Hier findet sich neben dem Bioladen eine zuverlässige Quelle für allergikergeeignete Knabbereien, z. B. Weizenvollkornzwieback (Demeter, Drei Pauly), Reistaler, Knäckebrote, Kleingebäck sowie Brotaufstriche.

Empfehlungen für milchfreie Kost erhalten Sie für 2,50 DM von der a. m. b. maser GmbH (siehe Adressenanhang).

Austauschmöglichkeiten für Kuhmilchprodukte:

Butter	➔ rein pflanzliche Margarine (z. B. Florasoft, becel, Vitaquell)
Vollmilch	➔ Sojanahrung, Mandelmilch, Sojamilch (soweit keine Sojaallergie vorliegt)
Milcheiweiß	➔ Sojaprodukte, Fleisch, Hülsenfrüchte und Getreide, besonders Amarant
Käse als Brotbelag	➔ alternative Brotaufstriche, z. B. von Eden, Tartex oder Vitam-Produkte GmbH, Nußmix aus Erdnüssen, Mandeln oder Haselnüssen, Bananenscheiben.

Worauf muß bei der Ernährung von Allergikern geachtet werden?

Vorab ist zu betonen, daß es keine allgemeingültige Allergikerdiät gibt. Die Auswahl der Lebensmittel sollte auf jedes Kind individuell abgestimmt werden. Grundsätzlich müssen Nahrungsmittel, welche allergieauslösende Stoffe enthalten, gemieden werden. Hierbei gehen die Meinungen von Kinderärzten und Allergologen oft auseinander. Wie weit darf ein Kind in Hinblick auf die Ernährung eingeschränkt werden, ohne es in Wachstum und Entwicklung zu beeinträchtigen? Ist es sinnvoll, von vornherein mehrere allergieauslösende Substanzen wie z. B. Hühnereiweiß, Fisch, Nüsse und Samen, Tomaten, Erdbeeren und Zitrusfrüchte zu meiden, um eine frühzeitige Sensibilisierung zu verhindern? In der Regel werden bei Babys nur Allergietests in Hinblick auf die sogenannten Hauptallergene Kuhmilch, Soja und Hühnereiweiß sowie Hausstaub durchgeführt.

Für ein allergisch veranlagtes Kind sollte die Speiseplanung sehr kontrolliert vorgenommen werden. Die Auswahl und Bandbreite der Lebensmittel muß gering gehalten werden, um den Überblick über mögliche Allergieauslöser nicht zu verlieren. Ein Kind mit manifester Kuhmilchallergie kann nämlich im Laufe des ersten Lebensjahres durchaus andere Allergien entwickeln, z. B. auf Weizeneiweiß oder Tomaten. Hierzu ein paar Hinweise:

→ *Auf exotische Früchte darf getrost verzichtet werden.* Einheimische Obstsorten der Saison bevorzugen. Bananen zählen zwar auch zu den exotischen Früchten, sind aber erlaubt.

→ *Nüsse und Samen gelten allgemein als stark allergieauslösend.* Mandeln werden allerdings von vielen Kindern vertragen.

→ *Auf 5-Korn-Brei verzichten.* Es ist besser, die verschiedenen Getreidesorten langsam (Monat für Monat) und nacheinander einzuführen. Beginnen Sie dabei mit den glutenfreien Sorten Reis, Mais und Hirse und führen Sie Weizen möglichst spät ein (ab 9. Monat).

→ Fleisch ist nicht nur ein guter Eiweißträger, sondern auch Eisenlieferant (siehe hierzu auch Kapitel «Eisenmangel ohne Fleisch?», S. 92). Beschränken Sie das Fleischangebot Ihres Kindes jedoch nur auf Rindfleisch. Besonders *Schweinefleisch ist aufgrund seines hohen Histamingehaltes ungeeignet.*

→ Lebensmittel mit *Zusatzstoffen wie Konservierungsstoffe* oder *Farbstoffe* sollten gemieden werden.

→ *Naturbelassene Nahrungsmittel und Lebensmittel aus kontrolliertem biologischem Anbau sollten bevorzugt werden.*

Sind vorbeugende Maßnahmen gegen Allergien bei Babys möglich?

Neben der genetischen Veranlagung spielen außer der Ernährung verschiedene andere Umweltfaktoren eine nicht unwesentliche Rolle bei der Ausbildung von Allergien. Es würde den Rahmen dieses Buches sprengen, darauf detailliert einzugehen. Ein paar grundlegende Hinweise zur allergenarmen Umgebungsgestaltung möchten wir Ihnen jedoch geben.

→ Keine Haustiere halten!

→ Im Lebensbereich des Kindes nicht rauchen!

→ Keine Teppiche und Gardinen in Babys Zimmer.

→ Keine Roßhaarmatratzen, Federbetten, Schaffelle oder Naturhaardecken.

→ Keine Topfpflanzen aufstellen.

→ Zimmerreinigung sollte nur mit einem feuchten Tuch erfolgen. Die Räume sollten häufig gelüftet werden (jedoch kein Dauerlüften).

→ Bevorzugen Sie Baumwollkleidung, möglichst Naturtextilien, keine Wolle, keine echte Seide (tierisches Eiweiß).

→ Stofftiere im Bett am besten meiden oder zumindest häufiger waschen!

→ Nicht mehr als einmal pro Woche baden. Nach geeigneten Pflegemitteln fragen (ohne Duftstoffe usw., keine alkalischen Seifen).

→ Bewußte Auswahl von Baumaterialien bei Bau- und Umbauarbeiten.

Babys Wehwehchen und Krankheiten

Speikind – Gedeihkind?

Viele Stillmütter kennen es: das Spucktuch immer in greifbarer Nähe und ständig ein säuerlicher Geruch in der Nase. Gemeint sind die Spuckkinder. Sie spucken meistens mit dem Bäuerchen einen Teil der getrunkenen Milchmenge wieder aus. Manchmal sind es ganze Milchschwälle, die wieder herauskommen. Der Grund: Sie trinken einfach zuviel und zu hastig. Solange das Kind einen zufriedenen Eindruck macht und auch an Gewicht zunimmt, braucht das viele Spucken Sie nicht zu beunruhigen. Erbricht es jedoch mehrmals täglich große Mengen und nimmt auch nicht zu, sollten Sie mit ihm zum Kinderarzt gehen. In seltenen Fällen kann der Grund des vielen Spuckens auch ein Magenpförtnerkrampf sein.

Häufig hilft es, wenn Sie Ihr Kind einfach weniger trinken lassen, d. h. zu jeder Mahlzeit nur eine Brust geben, dafür aber häufiger anlegen. Wichtig ist es auch, daß Ihr Kind zwischen dem Trinken häufiger ein Bäuerchen macht.

Flaschenkinder neigen in der Regel weniger zum Spucken, da sie genau abgemessene Mahlzeiten erhalten. Sollte Ihr Kind dennoch nach seiner Flaschenmahlzeit häufig stark spucken, kann es sein, daß es auf das Milchpräparat allergisch reagiert. In diesem Falle müßte nach Absprache mit dem Arzt auf hypoallergene Milchnahrung oder Sojanahrung umgestiegen werden.

Nach drei bis vier Monaten wird es meistens weniger mit dem Spucken, in Einzelfällen kann es auch bis zum Ende des ersten Lebensjahres anhalten.

Was tun bei Blähungen?

Bei Blähungen muß man zwischen den sogenannten Dreimonatskoliken und den normalen Blähungen bei älteren Babys unterscheiden. Da in den ersten drei Monaten der Darm noch nicht völlig ausgereift ist, können viele Säuglinge sich besonders während dieses Zeitraums mit Blähungen abplagen. Sie schreien stundenlang, meist in den Abendstunden, und ziehen dabei die Beine an. Der Leib ist dabei prall mit Luft gefüllt und die Säuglinge beruhigen sich erst, wenn die Luft abgeht. Durch den Druck des Schreiens kann die Luft besser abgeführt werden.

Die Ursachen sind sehr unterschiedlich und selten zu bestimmen. Ein Grund kann besonders bei hierfür empfindlichen Säuglingen die Laktose sein, die in Muttermilch, aber auch in Fertigmilch enthalten ist und unter Gasbildung im Dickdarm vergoren wird. Manchmal hilft es, wenn Sie in diesem Fall häufigere und kleinere Mahlzeiten geben.

Häufig haben aber auch gerade die hastigen Trinker mit Blähungen zu tun, da sie beim Trinken zuviel Luft mitschlucken. Sie sollten das Kind dann zwischendurch häufiger aufstoßen lassen.

Bei gestillten Kindern kann die Ernährung der Mutter Grund für die Beschwerden des Kindes sein (siehe hierzu auch «Ernährungstips für stillende Mütter», S. 45).

Wenn das Kind eine Kuhmilcheiweißunverträglichkeit oder -allergie hat, kann es auch, wenn die Mutter Milch trinkt, über den Umweg der Muttermilch die Allergene erhalten und darauf mit heftigen Koliken reagieren. Sie müssen dann auf Kuhmilch und die meisten Kuhmilchprodukte verzichten (außer Butter, Hartkäse und Sahne, da diese Milchprodukte wegen ihres geringen bzw. veränderten Eiweißgehaltes nur selten allergische Reaktionen auslösen).

Bei Flaschenkindern ist auch möglich, daß eine bestimmte Sorte nicht vertragen wird. Kuhmilchallergiker benötigen eine kuhmilchfreie Sorte (siehe hierzu auch S. 157 ff.).

Bei unspezifischen Koliken können Sie mit einer Wärmflasche oder einer Massage Linderung verschaffen. Hierfür reiben Sie den Leib mit

Mandel- oder Speiseöl versetzt mit Kümmelöl (5 Tropfen Kümmelöl auf 1 Eierbecher Speiseöl) ein. Sie sollten dabei die Luft im Bauch des Kindes durch Halbkreise im Uhrzeigersinn nach unten hin ausstreichen. Viele Säuglinge beruhigt es auch, wenn man Sie im «Fliegergriff» umherträgt.

Auch Fenchel- oder Kümmeltee kann helfen, besonders wenn er zusätzlich noch von der Stillenden getrunken wird.

Fragen Sie auch Ihren Arzt nach homöopathischen Mitteln oder anderen ungefährlichen chemischen Mitteln.

Von einigen Heilpraktikern wird folgendes Medikament empfohlen, was schon vielen angeblich hoffnungslosen Fällen geholfen hat: *TRUW* Nr. 47: Atropin comp. und *TRUW* Nr. 49: Colocynthis comp., jeweils ¹/₂ Tablette täglich im Wechsel. (Oder *DHU:* Atropin D4 Globuli und *DHU:* Colocynthis D4, beide Präparate sind in der Apotheke erhältlich.)

Was hilft bei Verstopfung?

Von Verstopfung spricht man, wenn der Stuhl mehrere Tage ausbleibt, hart ist und es Probleme bereitet, ihn abzuführen.

Voll gestillte Kinder leiden in der Regel nicht unter Verstopfung, weil alle Muttermilchbestandteile vom kindlichen Darm vollständig aufgenommen werden und somit kaum Reste für die Ausscheidung zurückbleiben. Sie können ihren Stuhl teilweise bis zu 10mal täglich, aber auch nur einmal in der Woche entleeren. Manchmal kann dieser sogar 10 Tage auf sich warten lassen. Beide Extreme können akzeptiert werden, sofern keine Begleiterscheinungen vorliegen.

Flaschenkinder können dagegen eher mit Verstopfung zu tun haben. Häufig liegt es an einer Überdosierung der Milchnahrung. Mit Flaschenmilch ernährte Kinder haben normalerweise mehrmals am Tage Stuhlgang.

Egal ob Flaschen- oder Brustkind, in den ersten Monaten haben beide Mühe, ihren Stuhl herauszudrücken. Das liegt an der noch nicht ausgereiften Darmmotorik bzw. den noch nicht ausgereiften Darmnerven.

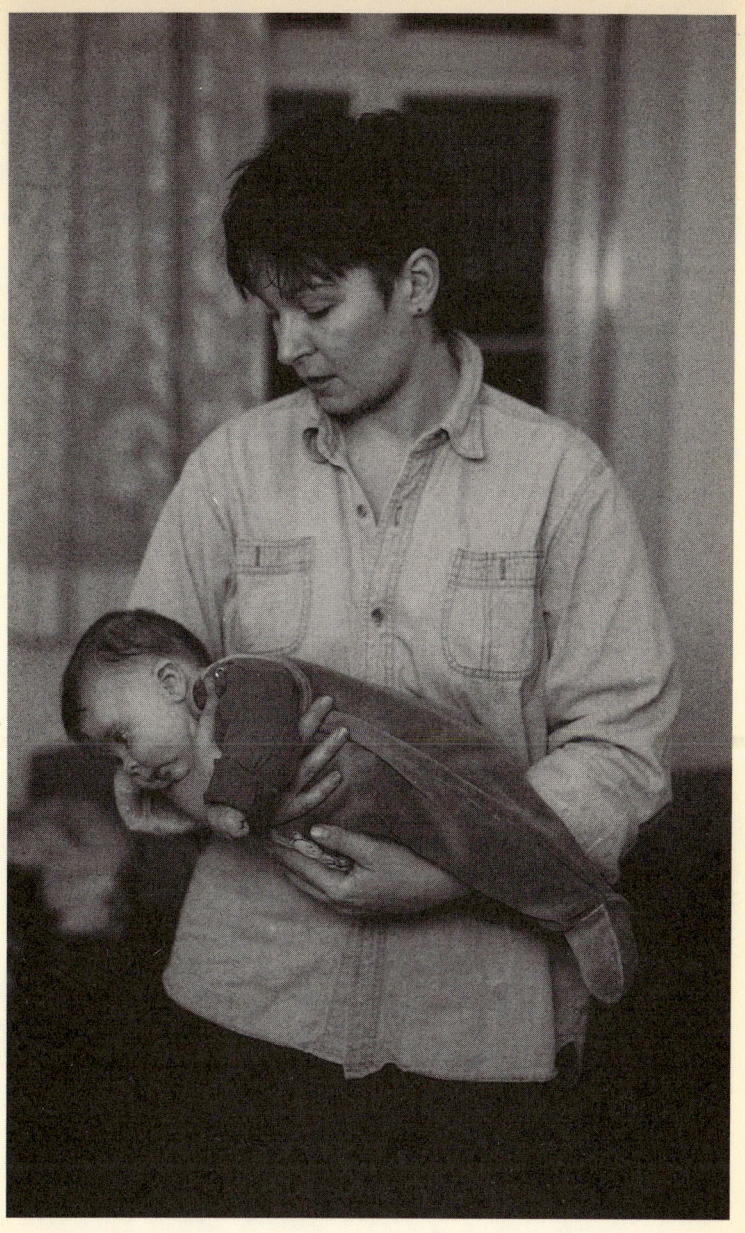

Mit der Einführung der Beikost kann es leicht zu Verstopfungen kommen, besonders wenn zur festen Kost nicht ausreichend getrunken wird. Mit der Beikost werden dem kindlichen Darm nämlich plötzlich viele Ballaststoffe zugeführt, die zum Quellen genügend Flüssigkeit benötigen, andernfalls wird der Stuhl hart und es kommt zur Verstopfung. Besonders reines Karottenmus, geriebener Apfel und Bananen sind quellfähig und daher bei Verstopfung nicht geeignet. Aber auch eine zu eiweißreiche Ernährung mit zuviel Milch und Fleisch kann zu Verstopfungen führen.

Es kann aber auch sein, daß das Kind aus Angst vor Schmerzen, beispielsweise wenn kleine Risse am After sind, den Stuhlgang unterdrückt. Durch die längere Verweildauer im Darm wird dann der Stuhl noch härter.

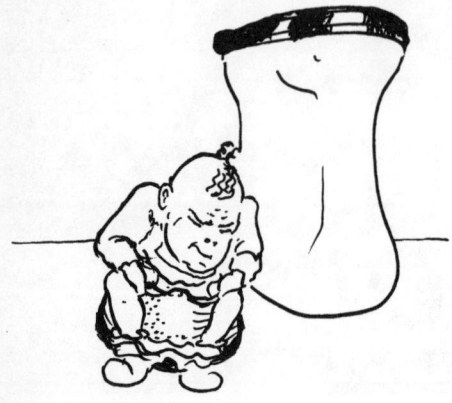

Maßnahmen für ältere Babys:

➔ Achten Sie darauf, daß Ihr Kind zur Beikost viel trinkt, am besten Wasser und ungesüßten Kräutertee. Bis zur Stuhlregulierung sollte es am besten auf Milch verzichten.

➔ Ernähren Sie Ihr Kind ballaststoffreich, d. h. mit viel frischem Obst und Gemüse, Vollkornprodukten und bieten Sie ihm einen Teil des Gemüses in Form von Rohkost an.

➔ Besonders stuhlauflockernd wirken: eingeweichte Trockenpflaume, Feige, Aprikose, Birne und Rhabarber, Pflaumen- oder Feigensaft.

➔ $1/2$ Teelöffel Weizenkleie (nicht mehr, wegen des hohen Cadmiumgehaltes) in den Milchbrei oder das morgendliche Müsli geben; zusätzlich 2 Teelöffel ganze, über Nacht eingeweichte Leinsamen. (Wegen des hohen Quellvermögens ist es wichtig, daß viel dazu getrunken wird!)

➔ Bei sehr starker Verstopfung ist es notwendig, daß der Darm vor der Ernährungsumstellung durch einen Einlauf entleert wird. Um aber auch organische Schäden auszuschließen, sollten Sie dieses am besten unter Anleitung Ihres Kinderarztes vornehmen.

Durchfall – eine Gefahr?

Von Durchfall spricht man, wenn ein Kind mehr als drei- bis viermal täglich den Stuhl entleert, dieser dann breiig bis wäßrig spritzend ist und zudem übel riecht. In schlimmen Fällen hat er eine grünliche Färbung. Aber auch die Einführung bisher nicht gekannter Gemüsesorten oder von Getreide kann den Stuhl schaumig und grünlich werden lassen. Bei gestillten Kindern ist es vollkommen normal, wenn sie mehrmals täglich einen dünnen Stuhlgang haben.

Kommt der Stuhl jedoch pötzlich häufiger als gewohnt, kann eine Durchfallerkrankung gegeben sein. Ursachen sind meist Infektionen oder Nahrungsmittelunverträglichkeiten. Vielfach kündigt sich hiermit aber auch der Durchtritt der ersten Zähne an.

Hat Ihr Kind zu dem Durchfall gleichzeitig Fieber und erbricht sich, kann der hiermit verbundene Wasser- und Salzverlust lebensbedrohlich werden. Sie sollten dann auf alle Fälle den Kinderarzt aufsuchen und die letzte Stuhlwindel mitnehmen.

Leichteren Durchfall für Kinder vor dem 5. Lebensmonat können Sie selbst mit nachfolgenden diätetischen Maßnahmen behandeln:

→ *Wenn Sie stillen, auf alle Fälle weiter stillen* und evt. zusätzlich Tee (Fenchel, Kamille, Pfefferminz), mit 1 Teelöffel Traubenzucker auf 100 ml versetzt, geben. Besonders stopfend wirken Brombeerblättertee und Tee aus getrockneten Heidelbeeren.

→ *Flaschenkinder* sollten, je nach Stärke des Durchfalls, *mindestens an zwei bis drei Tagen keine Milchnahrung* erhalten. *Statt dessen:*
1. Tag: Bei den ersten beiden Mahlzeiten sollten Sie Ihrem Kind ein bis zwei Flaschen mit Traubenzucker versetzten Tee (siehe oben) oder Elektrolytgemisch (aus der Apotheke) geben. Bei den darauffolgenden Mahlzeiten sollte es Reisschleim (aus der Apotheke) zubereitet mit Wasser und Traubenzucker erhalten oder 1 : 1 mit Elektrolytgemisch verdünnt. Ist das Kind älter als 2 Monate, können Sie dem Reisschleim auch Frühkarotten zufügen.
2.–3.Tag: Das Kind erhält weiterhin Reisschleim evtl. 1 : 1 mit Elektrolytgemisch verdünnt. Nach und nach wird das Wasser beim Reisschleim durch Milch ersetzt.

→ Zum Aufbau der Darmschleimhaut sollte das Kind täglich 3 x 1 Kapsel Perenterol erhalten (ab 3. Monat).

Maßnahmen für Säuglinge ab dem 5. Lebensmonat:
Gestillte Babys erhalten als Milch weiterhin Muttermilch. Flaschenkinder erhalten zwei bis drei Tage keine Milchnahrung.
1. Tag: Tee mit Traubenzucker bzw. mit Wasser zubereiteter Reisschleim.
Bei Durchfall ohne Erbrechen gleich mit dem 2. Tag beginnen.
2. und 3. Tag: Grundsätzlich verboten sind Fett, Milch, Zucker und Säfte.
Geeignet sind: Heilnahrung (enthält Milcheiweiß und ist nicht für Kuhmilchallergiker geeignet!),
geschlagene Banane,
geriebener Apfel,
mit Wasser zubereiteter Karotten- oder Kartoffelbrei,
Reisschleim mit Karottenbrei und 1 Teelöffel Traubenzucker auf 200 ml,
Frühkarotten verdünnt mit Elektrolytgemisch,
Zwieback-Bananen-(Apfel)-Brei (mit Wasser oder Tee zubereitet),
Karottensuppe nach Moro (altes Hausrezept); hierfür werden fri-

sche Karotten geputzt und zerkleinert und in 1 l Wasser 30–40 Minuten weich gekocht. Karottenmasse durch ein feines Haarsieb streichen, mit abgekochtem Wasser wieder auf 1 l auffüllen und ½ Teelöffel Salz zugeben.

→ Zum Aufbau der Darmschleimhaut 3 x 2 Perenterol-Kapseln (ab 6. Monat).

Ab dem 4. Tag behutsam wieder normale Kost einführen oder höchstens noch 2 bis 3 Tage als Milchersatz Heilnahrung geben. Sollte keine Besserung eingetreten sein, den Kinderarzt konsultieren.

Was hilft, wenn das Baby zahnt?

Manchen Babys bereitet der Durchtritt der ersten Zähne starke Schmerzen und den Eltern oft zudem schlaflose Nächte. Die zahnenden Babys brauchen zu diesen Zeiten besonders viel Nähe und wollen am liebsten umhergetragen werden.

Folgende Maßnahmen können Linderung verschaffen:
→ Veilchenwurzel zum Kauen (aus der Apotheke).
→ Mehrere Nelken in ein Taschentuch geben und mit einem Gummiband einen etwa pflaumengroßen Ball abbinden, worauf Ihr Kind rumbeißen kann. Das Kind damit nicht unbeaufsichtigt lassen, da es ggf. die Nelken verschlucken kann.
→ Zahnfleisch mit Nelkenöl einreiben.
→ Das Baby auf harten Gegenständen beißen lassen (Beißringe, Karotten, harte Brotenden).
→ Zahnfleisch mit homöopathischen «Escatintona»-Tropfen einreiben.
→ Homöopathisches Schmerzzäpfchen («Viburcol») zur Nacht geben (hat bei unseren Kindern Wunder gewirkt und uns wieder erholsame Nächte beschert).

Ursachen für Wundsein

Wenn Sie Ihr Kind stillen, müssen Sie Ihre Nahrungsmittel sorgsam auswählen. Einige Nahrungsbestandteile, meist Säuren oder scharfe

Gewürze, können nämlich über die Muttermilch in den Stuhl und Urin des Babys gelangen und reizen dort die zarte Babyhaut.

Jedes Kind neigt unterschiedlich stark zum Wundsein. Wenn Ihr Kind hierfür besonders empfindlich ist, sollten Sie als Stillende sowie später bei der Ernährung Ihres Kindes *nachfolgende Lebensmittel meiden*:

→ Reine Obst- und Vitaminsäfte, stark *säurehaltige Früchte* (z. B. Zitrusfrüchte, Kiwis, Ananas, Erdbeeren, Johannisbeeren, Himbeeren, Stachelbeeren), bestimmte Gemüsesorten (z. B. Tomaten, Paprika) und säurehaltige Getränke .

→ Vitamin C ist ebenfalls eine Säure (Ascorbinsäure) und kann im Übermaß zum Wundsein führen. Verzichten Sie deshalb auf vitaminisierte Produkte wie z. B. Säfte und Vitamintabletten.

Weitere Tips:

→ Verdünnen Sie Obstsäfte stets mit Mineralwasser.

→ Im Windelbereich sollten Sie Öl und Creme nur sparsam verwenden, da Sie sonst das Gegenteil erreichen von dem, was Sie bezwekken. Zuviel Creme kann die Atmungsfähigkeit der Haut einschränken, wodurch Wundsein und das Wachstum von Hefepilzen (Soor) begünstigt werden können.

→ Teilweise kann auch durch eine bestimmte Windel oder Cremesorte Wundsein beim Baby verursacht werden.

Wie schütze ich mein Kind vor Salmonelleninfektionen?

In den letzten Jahren ist die Zahl der Erkrankungen und der Todesfälle aufgrund einer Salmonelleninfektion sprunghaft angestiegen. Gründe hierfür sind die Massentierhaltung, verseuchtes Futtermittel aus Übersee, mangelnde Stallhygiene und die mangelnde Hygiene im Haushalt. Gefährdet sind vor allen Dingen Menschen mit geringer Widerstandskraft, wozu auch Babys und Kleinkinder zählen

Besonders mit Salmonellen belastet sind Masthähnchen und ein Großteil der Legehennen. Und gerade hier hat sich ein neuer Salmonellentyp entwickelt, der besonders aggressiv ist und schon bei einer geringen Keimzahl zu massiven Beschwerden führen kann. Dieser Typ kann sich äußerst gut im Huhn verbreiten und vermehren. So kommt es, daß schon das ungelegte Ei infiziert wird.

Eine Salmonelleninfektion macht sich ca. 12–36 Stunden nach dem Genuß der infizierten Speise mit heftigem Durchfall, Erbrechen, Bauchkrämpfen, Kopfschmerzen und Fieber bis 40 °C bemerkbar. Besonders gefährlich wird es, wenn die Durchfälle mehrere Tage andauern.

Was Sie tun können:
→ Achten Sie unbedingt auf ausreichende Hygiene bei der Küchenarbeit. Dazu zählt: Die Hände und Arbeitsgeräte nach jedem Arbeitsgang mit heißem Wasser und Seife bzw. Spülmittel reinigen. Spüllappen und -bürste häufig wechseln.
→ Für die Verarbeitung von Fleisch und Geflügel eignen sich am besten Marmorbretter oder Porzellanteller.
→ Achten Sie peinlichst genau darauf, daß das Abtropfwasser von aufgetautem Geflügel niemals mit Babys Nahrung in Berührung kommt!
→ Eier und leichtverderbliche Lebensmittel stets im Kühlschrank aufbewahren.
→ Hitze tötet die Salmonellen, deshalb darauf achten, daß das Fleisch und die Eier immer ausreichend durchgegart werden. Es dürfen keine rohen Stellen mehr vorhanden sein. Gekochte Eier dürfen nicht mehr glibberig sein. Besonders beim Garen im Mikrowellengerät ist auf ein gleichmäßiges Erhitzen zu achten.
→ Geben Sie Ihrem Kind keine Speisen, die mit Rohei zubereitet wurden. Hierzu zählen hausgemachte Mayonnaisen, Milcheis oder auch Kuchenteig.

Eltern unsicher

Daumenlutschen oder Schnuller?

Schon im Mutterleib kann das Baby den Daumen in den Mund stecken. Später weist der angeborene Saugreflex ihm den Weg zur Mutterbrust. Doch das Saugen an der Brust dient nicht allein zur Nahrungsaufnahme, es beruhigt das Kind zusätzlich. Den gleichen «para-

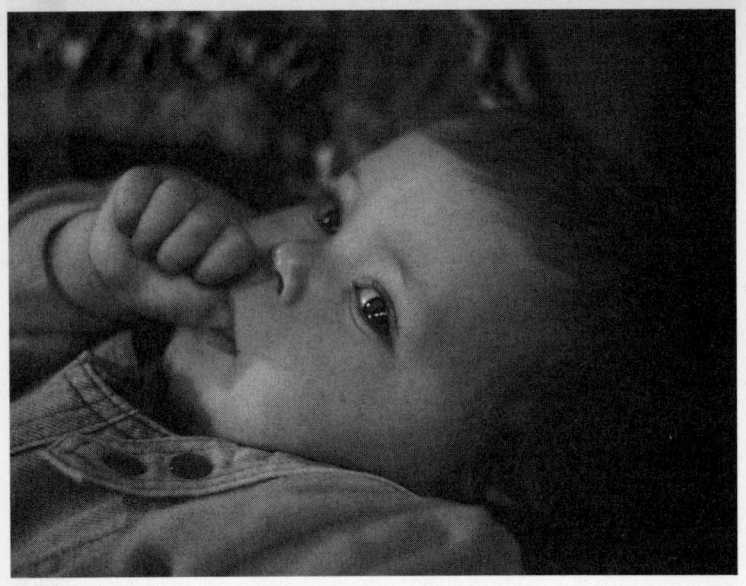

diesischen Zustand» kann das Baby mit dem eigenen Daumen oder mit einem Schnuller erreichen.

Der Schnuller hat den Vorteil, daß er schon ganz früh dem Säugling gegeben werden kann. In der ersten Zeit müssen Sie ihn allerdings noch festhalten, weil der Säugling ihn immer wieder ausspuckt. Er stellt somit eine Entlastung für die Mutter dar. Die heutigen Schnuller sind kiefergerecht geformt und führen dadurch seltener zu einer Zahnfehlstellung als der Daumen. Der Nachteil des Schnullers ist allerdings, daß er aus dem Mund fallen kann, was besonders nachts nervenaufreibend werden kann. Außerdem muß er im ersten Jahr regelmäßig, am besten dreimal pro Woche, mit Salz eingerieben und ausgekocht werden.

Der Vorteil des Daumens ist, daß das Kind ihn immer bei sich hat und sich selbst damit beruhigen kann.

Zahnärzte und Kieferorthopäden sind in der Regel gegen das Nukkeln, egal ob mit Schnuller oder mit Daumen. Auch wenn es gut für die Seele sein mag, so ist es nach deren Meinung schlecht für Zähne und Kiefer. Auch Sprachstörungen könnten die Folge sein. Ob Kieferfehlstellungen entstehen, hängt allerdings von der Stärke des Kiefers sowie Art und Häufigkeit des Daumenlutschens ab. Aus diesem Grunde sollte man einem Kind spätestens bis zum vierten Geburtstag das Nuckeln abgewöhnen.

Ist mein Kind zu dick?

Solange Sie Ihr Kind voll stillen, kann es grundsätzlich nicht überfüttert werden. Auch wenn Ihr Kind laut den Tabellen, die nur Durchschnittswerte darstellen (siehe Seite 22), Übergewicht haben sollte, müssen Sie sich keine Sorgen machen. Meist geht dieses, wenn das Kind sich mehr bewegt und zu krabbeln anfängt, spätestens aber nach den ersten Schritten verloren.

Erhält Ihr Kind Beikost, kann Übergewicht nicht nur durch eine Überernährung, sondern auch durch falsche bzw. einseitige Ernährung entstehen. Sie sollten aber auf keinen Fall Ihrem Kind eine Diät verordnen, sondern gezielt die richtigen Lebensmittel auswählen.

Darauf sollten Sie achten:
➔ Keine Säfte, sondern nur ungesüßte Tees oder Wasser. Wenn Ihr Kind auf Säften besteht, verdünnen Sie diese 1:3 mit Wasser. Speisen nicht süßen.
➔ Auf Süßigkeiten in Form von Keksen, gesüßtem Zwieback u. ä. als Zwischenmahlzeit verzichten, statt dessen Obst mit geringem Fruchtzuckeranteil anbieten (Apfel oder Birne) oder Vollkornbrot oder -brötchen.

Mein Kind will nicht essen

Gerade bei Kindern ist zu beobachten, daß der Appetit schwanken kann. Während man an einigen Tagen staunt, welche Unmengen diese kleinen Personen in sich aufnehmen können, ist man an anderen Tagen wieder besorgt, weil das Kind so gut wie gar nichts ißt. Gründe für den zeitweise mangelnden Appetit sind neben Krankheiten und Zahnbeschwerden häufig Entwicklungsschübe. Wenn diese überstanden sind, holen die Kleinen meistens schnell das Versäumte nach und nehmen sich das, was ihr Körper braucht.

Schwieriger ist es, wenn Ihr Kind, weil Sie beispielsweise wieder arbeiten, seinen Schmerz darüber zum Ausdruck bringt, indem es das Essen verweigert.

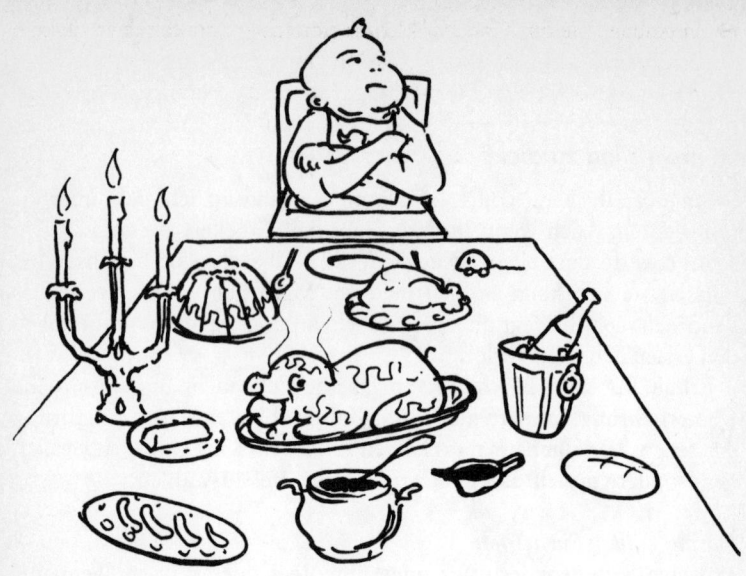

So gewinnt Ihr Kind wieder Lust am Essen:

→ Geben Sie Ihrem Kind keine Milch und unverdünnte Säfte im Übermaß zu trinken, da es hierdurch zwangsläufig keinen Hunger mehr hat.

→ Süßigkeiten vor den Mahlzeiten nehmen den Appetit.

→ Kleine Portionen werden eher vertilgt, überladene Teller wirken erschlagend.

→ Bei laufendem Fernseher oder Mamas interessantem Telefongespräch wird das Essen schnell zweitrangig und vergessen.

→ Müdigkeit siegt immer über den Hunger. Legen Sie deshalb das Essen nicht in die Zeit, wo Ihr Kind lieber schlafen möchte.

→ Kinder haben ihre eigenen Vorstellungen, wie sie etwas essen möchten: breiig, stückig, zum In-die-Hand-Nehmen... Manche Babys sind bis zum Ende des ersten Lebensjahres so kaufaul, daß sie alles püriert essen möchten. Geben Sie dem nach und bieten Sie trotzdem Ihrem Kind nach und nach wieder Stückiges an.

→ Babys, die sich vehement gegen den Löffel wehren, dürfen ihren Brei auch verdünnt aus der Flasche mit Breisaugern trinken.

→ Hat Ihr Kind spezielle Vorlieben, nutzen Sie diese aus. Liebt es z. B. Bananen, mischen Sie diese unter jeden Brei, den Sie ihm anbieten.

→ Versuchen Sie Ihr Kind mit kleinen Spielchen zum Essen zu überreden. Verwandeln Sie Ihren Löffel in einen Hubschrauber u. ä.

→ Zwingen Sie Ihr Kind keinesfalls zum Essen. Hierdurch kann das
Essensproblem nur verschlimmert werden. Halten Sie sich vor Augen, daß in unserer Überflußgesellschaft ohne krankhafte Ursache
kein Kind verhungern kann.

Welche Lebensmittel für mein Kind?

Vollmilch

Im Alter von 6 bis 8 Monaten, je nachdem wann mit der Beikost begonnen wurde, erhält das Baby zum erstenmal mit dem Milchbrei am
Abend Vollmilch. Für Flaschenkinder bedeutet dieses keine große
Umstellung, da sie bereits über ihre Milchnahrung Kuhmilch, wenn
auch in veränderter Form, erhalten haben. Gestillte Kinder hingegen
kommen zu diesem Zeitpunkt das erste Mal mit Kuhmilch in Berührung. Da Milcheiweiß einerseits ein starkes Allergen ist und andererseits mit der Einführung von Kuhmilch eine völlige Umstellung der
Darmflora bedingt ist, sollte gerade für gestillte Babys Kuhmilch behutsam eingeführt werden. Dies bedeutet, daß Sie Ihrem Kind in den
ersten beiden Wochen Kuhmilch nur 1:1 verdünnt mit Wasser geben
sollten.

Im Alter von ca. 9 Monaten kann Ihr Kind Milch aus dem Becher
zum Frühstück und zum Abendbrot trinken. Im gesamten ersten Lebensjahr sollte die Milch allerdings grundsätzlich abgekocht werden.
Dieses gilt in besonderem Maße, wenn die Milchpackung schon längere Zeit geöffnet und mehrere Tage alt ist. Wenn Sie Ihre Milch gut
gekühlt lagern und diese stets vor Gebrauch abkochen, spricht nichts
dagegen, Ihrem Kind Milch aus einer bereits geöffneten Verpackung
anzubieten.

Sauermilchprodukte

Bis zum Alter von 10–11 Monaten haben Sauermilchprodukte wie z. B. Joghurt, Quark und Dickmilch in der Säuglingsernährung noch nichts zu suchen. Die darin enthaltene sogenannte linksdrehende Milchsäure kann nämlich bei dem noch unreifen Stoffwechsel des Säuglings zu einer Übersäuerung des Blutes führen. In den südlichen Kulturen wird Joghurt jedoch schon früher gegeben und in kleinen Mengen auch gut vertragen.

In der gemischten Kost des Kleinkindes stellen allerdings Sauermilchprodukte eine gute Abwechslung im Angebot an Milchprodukten dar. Allerdings sollten die Verzehrmengen im Rahmen liegen: z. B. ein Glas Buttermilch am Abend und ein Joghurt zwischendurch.

Speisequark und Frischkäse enthalten etwa 5mal soviel Eiweiß wie Joghurt, jedoch nicht mehr Kalzium. Da Kinder in der Regel schon zu eiweißreich essen, sind gerade diese Produkte nicht dazu geeignet, den Kalziumbedarf zu decken. Auch die gerade in der Werbung gepriesenen Fertigpackungen auf Frischkäsebasis (z. B. «Fruchtzwerge») für Kleinkinder sind deshalb nicht zu empfehlen. Frischkäse als Brotaufstrich sollte das Kleinkind nur gelegentlich erhalten.

Fruchtjoghurt enthält fast immer Zuckerzusätze, in der Regel um 10 %. Um nicht die Kleinen schon frühzeitig an den süßen Geschmack zu gewöhnen, sollten Sie den gesüßten Fruchtjoghurt mit Naturjoghurt (3,5 % Fett) im Verhältnis 1:1 mischen oder Naturjoghurt mit frischem Obst anbieten und diesen, wenn nötig, ein wenig süßen.

Honig oder Zucker?

Egal ob Honig oder Zucker, ein Süßen von Babys Speisen ist nicht erforderlich. Honig ist zudem nicht für Säuglinge geeignet, da er aufgrund seiner aromatischen schleimlösenden Substanzen leicht abführend wirken kann. Zudem, was weitaus schlimmer ist, kann Honig Botulismussporen enthalten. Gott sei Dank kommt eine Botulismus-Lebensmittelvergiftung, die u. a. zu Lähmungen führen kann, nur selten vor. Eine ihrer Erscheinungsformen kann jedoch auch Säuglinge bedrohen. In Amerika wurden zwischen 1976 und 1985 500 Fälle von Säuglingsbotulismus registriert, wobei jedes fünfte Baby Honig bekommen hatte. Auch in Deutschland sind Fälle von Säuglingsbotulismus nach dem Verzehr von Honig aufgetreten. Aus diesem Grunde sollten Babys grundsätzlich bis zum Ende des ersten Lebensjahres noch keinen Honig erhalten.

In der Vollwerternährung wird Honig anstelle von Haushaltszucker eingesetzt. Er enthält nämlich im Gegensatz zu Zucker auch wertvolle Bestandteile wie z. B. Mineralien, Enzyme, organische Säuren und antibiotisch wirkende Substanzen. Diese bleiben jedoch nur erhalten, wenn Sie nicht erhitzt werden. Deshalb sollten Sie beim Einkauf für das ältere Kind darauf achten, daß Sie kaltgeschleuderten Honig kaufen und die Verpackung das Zeichen des deutschen Imkerbundes trägt. Honig sollte daher auch am besten nur im kalten Zustand verwendet werden. Am Ende des ersten Lebensjahres eignet er sich z. B. als süßer Brotaufstrich. Allerdings haftet der klebrige Honig stärker an den Zähnen als Zucker und ist somit eher kariesfördernd.

Zucker durch Süßstoffe ersetzen?

Süßstoffe werden künstlich hergestellt, haben keinen Nährwert, aber eine wesentlich höhere Süßkraft als Haushaltszucker. Neben ihrer leicht abführenden Wirkung haben Süßstoffe keine nachteilige Wirkung auf den Stoffwechsel des Erwachsenen. In der Säuglingsernährung sollten Sie jedoch lieber grundsätzlich auf Süßstoffe verzichten. Ist Ihr Kind zu dick, sollten Sie darauf achten, insgesamt Kalorien einzusparen. Eine Süßung des Breis auch mit Süßstoffen ist zudem nicht notwendig. Durch den Zusatz von süßeren Früchten wie z. B. Bananen können Sie auf gesündere Weise dem natürlichen Süßbedürfnis Ihres Kindes nachkommen.

Wenn Ihr Kind sich einmal an eine bestimmte Süßschwelle gewöhnt hat, ist es nur schwer möglich, ihm es wieder abzugewöhnen. Sie können in diesem Fall Ihr Kind so überlisten, indem Sie den Brei nach und nach weniger süßen, bis Sie überhaupt keinen Zucker mehr zuzufügen brauchen.

Anhang

Glossar

Allergie
: Überempfindlichkeit; gesteigerte Bereitschaft, auf Reizstoffe mit krankhaften Erscheinungen zu reagieren

Allergen
: Fremdstoff, der bereits eine Überempfindlichkeitsreaktion bei einer Person ausgelöst hat

Antigen
: Fremdstoff, der eine Allergie auslösen kann

Ballaststoffe
: die unverdaulichen Nahrungsbestandteile, die sich vorwiegend in pflanzlichen Lebensmitteln befinden. Ballaststoffreiche Lebensmittel sind Vollkornprodukte, Obst und rohes Gemüse

Biozide
: Sammelbegriff für Vernichtungsmittel

Botulismussporen
: Bakterien, die eine Lebensmittelvergiftung hervorrufen

Eisenmangelanämie
: durch Eisenmangel verursachte Blutarmut

Enzyme
: Eiweiße, die unterschiedliche chemische Reaktionen hervorrufen. Im Stoffwechsel bewirken sie z. B. den Auf- und Abbau von körpereigenen Stoffen. Im Lebensmittel bewirken sie z. B. das Reifen von Käse

Gluten
: Klebereiweiß, das die Krankheit Zöliakie auslöst (in Weizen, Hafer, Roggen und Gerste)

Glukoseausscheidung
: Zucker im Urin (ein Zeichen für Diabetes)

Hämoglobin
: roter Blutfarbstoff

Histamin
: körpereigene Verbindung, die u. a. Blutgefäße erweitert und somit die Durchblutung reguliert. Verantwortlich für allergische Reaktionen

hypoallergen
: für Allergieerkrankte

hypoantigen
: für Allergiegefährdete

Isolierte Eiweiße	reine Eiweiße, die durch chemische Verfahren aus Lebensmitteln abgetrennt werden
kariogen	kariesfördernd
Klebereiweiß	siehe Gluten
Nitrat	mit der chemischen Formel (NO_3^-) – liefert den Pflanzen den für den Eiweißaufbau wichtigen Stickstoff. Ist selbst für den Menschen gesundheitlich weitgehend unbedenklich. Aus ihm wird jedoch das giftige Nitrit gebildet.
Nitrit	wird durch Bakterien aus Nitrat gebildet. Es ist giftig und behindert den Sauerstofftransport des Blutes
Nitrosamine	krebserregende chemische Verbindungen aus Nitrit und Eiweißabbauprodukten (Amine)
Nuckel-flaschensydrom	frühe Milchzahnzerstörung mit weitreichenden Folgen bei suchtartig verlängertem Trinken zuckriger und/oder säurehaltiger Getränke aus der Saugerflasche nach dem 1. Lebensjahr
Oxalsäure	Kleesäure, im Pflanzen- und Tierreich weit verbreitet in Form ihrer Salze. Sie bindet das mit der Nahrung aufgenommene Kalzium, was dadurch dem Körper entzogen wird und zu Kalziummangel führen kann.
Oxydation	chemische Reaktion unter dem Einfluß von Sauerstoff
Rachitis	Knochenweiche, durch starken Vitamin-D-Mangel verursacht
Sensibilisierung	Herbeiführung bzw. Bestehen einer Überempfindlichkeitsreaktion
toxisch	giftig
Toxoplasmose	anzeigepflichtige Infektionskrankheit, die meist über Tiere, z. B. Katzen, übertragen wird.
Vitalstoffe	Vitamine, Mineralstoffe, Spurenelemente, Enzyme, hochungesättigte Fettsäuren
Zöliakie	erblich bedingte Unverträglichkeit der Getreidesorten, die das Eiweiß Gluten enthalten (Weizen, Hafer, Roggen und Gerste)

Adressen

Stillen

Arbeitsgemeinschaft Freier Still–
gruppen (AFS)
Bundesverband e. V.
Postfach 31 11 12
76141 Karlsruhe
0721/707589

Mothercare-Versand
Am Kümmerling 4–6
55294 Bodenheim
(Postversand: Hofstederstr. 174
44809 Bochum)
Bezugsquelle für Stillzubehör

CorpoMed Gesundheitskissen
GmbH
Vierländerstr. 14
21502 Geesthacht
04152/82572
Bezugsquelle für Stillkissen

La Leche Liga Deutschland
Postfach 96
81214 München
(dort zuständige Bereichsberaterin
erfragen!)

Bund Deutscher Laktationsberater
(BDL)
Delpweg 14

30457 Hannover
0511/467164 (Frau Sporleder/
Geschäftsführerin)

Haus Stockheim
Bäderstr. 14
75031 Eppingen
Bezugsquelle für Stilleinlagen aus
Seide & Wolle

Ernährung

Kinderernährungswerk e. V.
Sedanstraße 19
20146 Hamburg
040/4123-3744

Elternverein Restrisiko
Nassaustraße 11
65187 Wiesbaden
0611/51912

Eltern für unbelastete Nahrung
Königsweg 7
24103 Kiel
0431/672041

Deutsche Gesellschaft für Ernährung
(DGE)
Feldbergstraße 28
60323 Frankfurt/Main
(kostenpflichtige Broschüren und
Faltblätter zur Ernährung von
Kindern und Schwangeren)

Auswertungs- und Informationsdienst für Ernährung, Landwirtschaft & Forsten e. V. (AID)
Konstantinstraße 124
53179 Bonn
02 28/8 49 90
(zum Teil kostenlose Broschüren
und Faltblätter zur Lebensmittel-
kunde und zu allgemeinen Ernäh-
rungsthemen)

Forschungsinstitut für Kinderernährung Dortmund
Heinstück 11
44225 Dortmund
02 31/71 40 21
(kostenlose Broschüren zum Thema
Kinderernährung, Ernährung in der
Schwangerschaft sowie Sprechstun-
de für offene Fragen)

Arbeitsgemeinschaft Allergiekrankes
Kind e. V. (AAK)
Hauptstraße 29
35745 Herborn
0 27 72/4 12 37
(Hilfen für Kinder mit Asthma,
Ekzem oder Heuschnupfen)

Deutscher Neurodermitiker Bund
e. V.
Mozartstraße 11
22083 Hamburg
0 40/2 20 57 57

Allergie- und Asthmatikerbund e. V.
Hindenburgstraße 110
41061 Mönchengladbach
0 21 61/18 30 24 oder 0 21 61/1 02 07
(Zentrale Beratung)

Allergie

Deutsche Zöliakie-Gesellschaft e. V.
Filderhauptstraße 61
70599 Stuttgart
07 11/45 45 14

a. m. b. maser GmbH
Allergie- und Medizinalbedarf
Rathausstraße 15
44649 Herne
0 23 25/7 55 58
(Empfehlungen für milchfreie Kost
gegen Schutzgebühr)

Arbeitsgemeinschaft Ökologischer Landbau

Anerkannte Verbände der ökologischen Landwirtschaft
in Deutschland

Warenname und Schutzzeichen	Zeitschrift	Adresse
demeter biologisch-dynamisch	«Lebendige Erde» mit «Gartenrundbrief» «Demeterblätter»	Demeter Bund Baumschulenweg 11 D-64295 Darmstadt Tel. 06155/ 2674 · Fax 06155/ 5774
ANOG	«ANOG Informationen»	ANOG-AG für naturnahen Obst-, Gemüse- und Feldfruchtanbau e. V. Josef-Schell-Straße 17 · D-53121 Bonn Tel. 0228/ 627591 · Fax 0228/616170
Bioland organisch-biologisch	«Bioland»	Bioland-Verband für organisch-biologischen Landbau e. V. Barbarossastraße 14 · D-73066 Uhingen Tel. 07161/ 31012 · Fax 07161/ 37819
BIO KREIS e.V.	«Bio-Nachrichten»	Biokreis Ostbayern e. V. Theresienstraße 36 · D-94032 Passau Tel. 0851/ 31696 · Fax 0851/ 32332
Naturland	«Naturland-Magazin»	Naturland-Verband für naturgemäßen Landbau e. V., Kleinhaderner Weg 1 D-82166 Gräfelfing Tel. 089/ 8545071 · Fax 089/ 855974
ÖKOSIEGEL		Ökosiegel Verein ökologischer Landbau Cordshagen 4 D-21261 Welle Tel. 05151/ 53440 · Fax 05151/ 53440
Gäa	Infoblatt der Gäa	Gäa e. V. Vereinigung ökologischer Landbau Plauenscher Ring 40 · D-01187 Dresden Tel. 0351/ 4012389

(Stand: 22.6.1993, Zahlenangaben 1.1.1993)

Register

Rezeptregister:

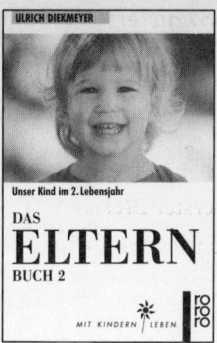
Schwangerschaft, Geburt und
die ersten Lebensjahre.

Ines Albrecht-Engel (Hg.)
Geburtsvorbereitung *Handbuch
für werdende Mütter und
Väter. Empfohlen von der
Gesellschaft für Geburtsvorbereitung*
(rororo sachbuch 9392)

Hermann Bullinger
Wenn Männer Väter werden
*Schwangerschaft, Geburt und
die Zeit danach im Erleben
von Männern*
(rororo sachbuch 7751)
Wenn Paare Eltern werden
*Die Beziehung zwischen Frau
und Mann nach der Geburt
des Kindes*
(rororo sachbuch 8096)

Irene Dalichow
**Sanfte Massagen für Babys,
Kinder und Eltern** *Liebe, die
durch die Haut geht*
(rororo sachbuch 8597)

Ulrich Diekmeyer
Das Elternbuch 1 - 6
(rororo sachbuch 9120 -
9125)

Sabine Friedrich / Volker
Friebel
**Einschlafen, Durchschlafen,
Ausschlafen** *Ruhigere Nächte
für Eltern und Kinder*
(rororo sachbuch 9397)

Hilsberg / Scheilke / Schön
**Schwangerschaft, Geburt und
erstes Lebensjahr** *Ein Begleiter
für werdende Eltern*
(rororo sachbuch 8519)

Cornelia von Hoerner-Nitsch
Das Schmusebuch *Zärtliche
Spiele für Babys, Kinder
und Eltern*
(rororo sachbuch 8531)

Inge Kelm-Kahl
**Hausgeburt - besser für Mutter
und Kind** *Die neuen Erkennt-
nisse, die richtige Vorbe-
reitung*
(rororo sachbuch 8762)

C. Lauterbour / M. Lehners /
C. Thommes
Stillen: Ein Handbuch von A-Z
(rororo sachbuch 9191)

Anne-Bärbel Münchmeier
**Spielen mit kleinen Kindern und
Babys** *Ideen - Anregungen -
Spielzeug im Test*
(rororo sachbuch 7900)

Deborah Jackson
Drei in einem Bett *Schlafen mit
Kind*
(rororo sachbuch 8766)

J. Steidinger / K. J. Uthicke
Frühgeborene *Von Babys, die
nicht warten können*
(rororo sachbuch 8504)

Ein Gesamtverzeichnis der
Reihe *Mit Kindern leben*
finden Sie in der *Rowohlt
Revue*. Jedes Vierteljahr neu.
Kostenlos in Ihrer Buchhand-
lung.

Mit Kindern leben

rororo sachbuch

Praktische Tips, Ideen, Anregungen. Ratgeber für den Umgang mit Kindern im Alltag.

Gisela Brehmer
Aus der Praxis einer Kinderärztin
Entwicklung - Vollwert-Ernährung - Erste Hilfe im akuten Krankheitsfall - Alternative Heilmethoden
(rororo sachbuch 8388)

H. Clemens / R. Bean
Selbstbewußte Kinder *Wie Eltern und Pädagogen dazu beitragen können*
(rororo sachbuch 8822)
Verantwortungsbewußte Kinder
Was Eltern und Pädagogen dazu beitragen können
(rororo sachbuch 9132)

Sabine Friedrich / Volker Friebel
Entspannung für Kinder
Übungen zur Konzentration und gegen Ängste
(rororo sachbuch 9397)

Tilo Grüttner
Helfen bei Legasthenie
Verstehen und üben. Geschichten
(rororo sachbuch 8326)

H. Häsing / G. Gutschmidt
Handbuch Alleinerziehen *Mit Rechtsratgeber*
(rororo sachbuch 8896)

A. Kettner / E. Haug-Zapp
Das Kindergartenbuch *Was Eltern wissen müssen*
(rororo sachbuch 8790)

Bettina Mähler
Geschwister *Krach und Harmonie im Kinderzimmer*
(rororo sachbuvh 9316)

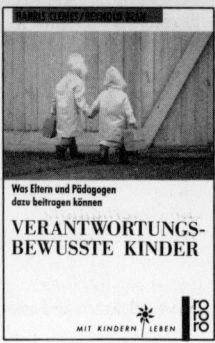

Was Eltern und Pädagogen dazu beitragen können
VERANTWORTUNGS-BEWUSSTE KINDER
MIT KINDERN LEBEN

Ewa Rossberg
Einzelkinder
(rororo sachbuch 8454)

Horst Speichert
Mit Kindern leben *Ein Lesebuch*
(rororo sachbuch 8494)

Das rororo-Elternlexikon
Herausgegeben von Horst Speichert und Bernhard Schön
(rororo sachbuch 7981)

Andreas Schmidt
Väter ohne Kinder *Sorge, Recht und Alltag nach Trennung oder Scheidung*
(rororo sachbuch 9398)

R. Voß / R. Wirtz
Keine Pillen für den Zappelphilipp
Alternativen im Umgang mit unruhigen Kindern
(rororo sachbuch 8431)

Ein Gesamtverzeichnis der Reihe *mit kindern leben* finden Sie in der *Rowohlt Revue.* Jedes Vierteljahr neu. Kostenlos in Ihrer Buchhandlung.

Praktische Tips, Ideen, Ratgeber. Anregungen für den Umgang mit Kindern in der Freizeit.

Helga Biebricher
Scherzfragen, Rätsel, Schüttelreime *Vergessenes und Neues zur Unterhaltung*
(rororo sachbuch 7662)

Gela Brüggebors
Körperspiele für die Seele *312mal Bewegung, Entspannung, Energie. Anregungen zur Psychomotorik*
(rororo sachbuch 8526)
Klüger als die Eltern... *Mentale Spiele für Kinder*
(rororo sachbuch 9354)

Kristina Hoffmann-Pieper
Basteln zum Nulltarif *Spiel und Spaß mit Haushaltsdingen*
(rororo sachbuch 7955)

Barbara Cratzius
Noch mehr Fingerspiele und andere Kinkerlitzchen *Eine Wundertüte für neue Spiellust mit kleinen Kindern*
(rororo sachbuch 8574)
Allererste Kinderrätsel *Denkspaß für Eltern und Kinder*
(rororo sachbuch 9143)

Walter Diem
Spielausflüge *Ralleys und Spiele im Grünen*
(rororo sachbuch 8443)

Sharla Feldscher
Das Spiel- und Aktionsbuch *Spaß für Kinder, Eltern, Pädagogen*
(rororo sachbuch 8867)

Bettina Hannsz
Kinder mögen Yoga *Entspannung für Körper und Seele*
(rororo sachbuch 9130)

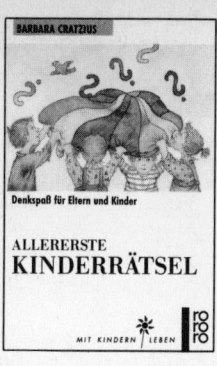

BARBARA CRATZIUS

Denkspaß für Eltern und Kinder

ALLERERSTE
KINDERRÄTSEL

MIT KINDERN / LEBEN

K. u. H. J. Hoffmann-Pieper
Basteln ohne Gift *Mit Einkaufsführer*
(rororo sachbuch 8853)

Karin Mönkemeyer
**Mit Kindern Umwelt und Natur entdecken:
Frühling**
(rororo sachbuch 8828)
Sommer
(rororo sachbuch 8829)
Herbst
(rororo sachbuch 8830)
Winter
(rororo sachbuch 8831)

Beate Seeßlen-Hurler
Kinderfeste *Vorschläge für den Feierspaß von groß und klein*
(rororo sachbuch 8302)

E. Wüpper / Zirkus Kralle
Kinder, Clowns und Kapriolen *Zirkus zum Selbermachen*
(rororo sachbuch 8440)

Ein Gesamtverzeichnis der Reihe mit *kindern leben* finden Sie in der *Rowohlt Revue*. Jedes Vierteljahr neu. Kostenlos in Ihrer Buchhandlung.

Praktische Tips, Ideen, Anregungen. Ratgeber für den Umgang mit Kindern im Alltag.

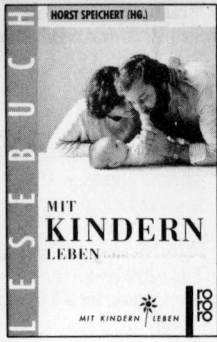

Harris Clemes/Reynold Bean
Verantwortungsbewußte Kinder *Was Eltern und Pädagogen dazu beitragen können*
(rororo sachbuch 9132)

Verantwortungsbewußtsein ist ein Pfeiler der positiven Entwicklung aller Kinder, und die Fähigkeit, Verantwortung zu übernehmen, ist ein Schlüssel zur Eröffnung des persönlichen Potentials eines jeden Kindes. Dieses Buch zeigt anhand vieler Alltagssituationen, wie man Kinder in der Entwicklung ihres Verantwortungsgefühls fördern und unterstützen kann.

Selbstbewußte Kinder *Was Eltern und Pädagogen dazu beitragen können*
(rororo sachbuch 8822)

Selbstwertgefühl ist die Voraussetzung für die positive Entwicklung der menschlichen Fähigkeiten, Beziehungen einzugehen, zu lernen, kreativ zu sein und eigenverantwortlich zu handeln. Es ist gewissermaßen das Bindeglied, das notwendig ist, um die verschiedenen Eigenschaften des Kindes in ausgewogene und persönlichkeitsbildende Strukturen zusammenzufügen.
Obwohl wir alle möchten, daß unserer Kinder ein hohes

Maß an Selbstwertgefühl haben, gibt es Zeiten, da auch unsere besten Bemühungen, ihnen ein solches Gefühl zu vermitteln, nichts zu nutzen scheinen.
Dieses Buch versucht , der Ratlosigkeit in solchen Situationen entgegenzuwirken, indem es hilft, Kinder besser zu verstehen und kindliche Verhaltensweisen nachzuvollziehen.

Ein Gesamtverzeichnis der Reihe *Mit Kindern leben* finden Sie in der *Rowohlt-Revue*. Jedes Vierteljahr neu. Kostenlos bei ihrem Buchhändler.

Heidi Hassenmüller
Gute Nacht, Zuckerpüppchen
(rororo rotfuchs 614)

Margret Steenfatt
Nele *Ein Mädchen ist nicht zu gebrauchen*
(rororo rotfuchs 437)

Wendy Maltz
Sexual Healing *Ein sexuelles Trauma überwinden*
(rororo zu zweit 9326)

Deborah Moggach
Rot vor Scham *Geschichte einer zerstörten Unschuld*
(rororo 5559)

Barbara Kavemann / Ingrid Lohstöter
Väter als Täter *Sexuelle Gewalt gegen Mädchen «Erinnerungen sind wie eine Zeitbombe»*
(rororo aktuell 5250)

Caren Adams / Jennifer Fay
Ohne falsche Scham *Wie Sie Ihr Kind vor sexuellem Mißbrauch schützen können*
(mit kindern leben 8498)
Die meisten Fälle von sexuellem Mißbrauch finden im Bekannten- und Familienkreis eines Kindes statt. Diesen Realitäten können Eltern angemessen dadurch begegnen, indem sie eigene Hemmungen abbauen und durch offene Gespräche das Selbstbewußtsein und die Fähigkeit, «nein» zu sagen, bei ihren Kindern stärken. - Ein aufklärender und sensibler Ratgeber für Eltern.

Betsy Petersen
Meines Vaters Tochter *Analyse eines Mißbrauchs*
208 Seiten. Broschiert

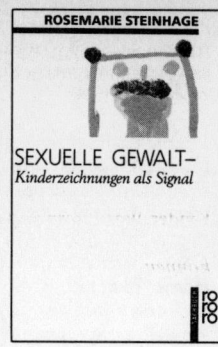

ROSEMARIE STEINHAGE

SEXUELLE GEWALT–
Kinderzeichnungen als Signal

Rosemarie Steinhage
Sexuelle Gewalt - *Kinderzeichnungen als Signal*
(rororo sachbuch 9158)
Die Autorin erläutert anhand von mehr als 120 Zeichnungen, die über mehrere Jahre hinweg aus ganz Deutschland zusammengetragen wurden, wie der sexuelle Mißbrauch und seine Folgen in den Zeichnungen von Mädchen und Jungen sichtbar werden.
Sexueller Missbrauch an Mädchen *Ein Handbuch für Beratung und Therapie*
(rororo sachbuch 8582)
Das Buch richtet sich an alle, die mit von sexuellem Mißbrauch betroffenen Mädchen und Frauen konfrontiert sind: soziale, pädagogische, psychologische, medizinische oder juristische Fachkräfte, sowie Familieangehörige, Freunde und Bekannte.

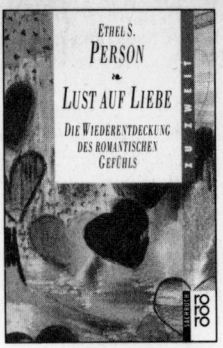